「本当に健康になる食」はこれだ！

メタ栄養学が明かす
野菜の真実
2015年版

バイオ研究者が調べた予防医学の全貌

佐伯伸孝

Parade Books

目次

CHAPTER 2

CHAPTER 4

図表目次

表の目次には、CHAPTER2のメタアナリシス一覧は含まれていません。

序文　科学的な真実、日本の現状、そして未来へ今

この本を手に取ってくださってありがとうございます。

私はベジタリアンです。といっても、「なんでも食べるベジタリアン」です。そんなことをいうと、おかしなことをいう人だと思うでしょう。でも私のいう意味は「なんでも食べるけど、メインは野菜」ということです。食べるものの大部分は野菜（植物）であって、そのうえで少しずついろんなものをなんでもおいしくいただきます。

この本は、そんな野菜中心の食生活を推奨するものです。なぜ？　いまさら野菜食をすすめる本なんて必要なの？　と思う人もいるでしょう。本書がこれまでの健康本と根本的にちがうのは、現代科学が示す「食と健康」の真実を明らかにしているという点です。大げさなことをいうようですが、そういっていいほど科学的に「食と健康」の真実に迫った本はこれまでなかったのです。

私はアメリカの大学でおよそ10年にわたってバイオの研究にたずさわり、現在も自身のテーマで

研究論文を調査しています。その間、私は遺伝子の働きや細胞の機能を次々と解明していく人類の科学力に驚嘆し、解明された生命のメカニズムに圧倒されていました。そして、食品が人の健康にあたえる影響についても当然かなりのことがわかっているはずだと疑いをもつことはありませんでした。

ところが実際に食と健康についての研究論文を調べてみると、驚くほど「はっきりしない」という現状がわかりました。多くの研究が行われているものの、ある研究では「よい」と示された一方で、別の研究では「悪い」という結果が出るなどして、なにが真実なのかが一見してわからない状態だったのです。

これは、研究論文になじみのない一般の人でも同じような経験をしていると思います。書店で売られている食と健康の本をみると、ある本では牛乳はよいというのに、別の本では牛乳は悪いと書かれていたりします。また肉が悪いから一切とるなという本があるかと思えば、肉を食べるほうが長生きするという本があるのです。これではなにがよいのか悪いのか、なにを信じればいいのかもわかりません。健康になりたくて、正しい食事をとりたいと思っても、なにが正しいのかがわからず迷うばかりです。

それを解消するのが本書で紹介する「メタアナリシス」という医学論文です。メタアナリシスとは、異なる結果を示すような複数の調査を一つに統合することによって、正しい結論を導き出す方法です。メタアナリシスによってはじめて「本当のところ、この食品はよいの？　悪いの？」という問いへの答えがはっきりするのです。

さらに、食と疾患のメタアナリシスのすべてを一つにまとめたのが、本書に付属しているメタ・チャートです。まずはぜひメタ・チャートをじっくりとみてください。そこから浮かび上がってくるのは次の3点です。

1．野菜は多くの疾患の予防に効果的
2．肉、脂質、炭水化物は要注意
3．食品からとるビタミンなどは効果的だが、サプリは効果的とはいいがたい

これは、本書の内容をみればみるほど実感できる、驚くべき事実です。現代の私たちが毎日ふつうに食べているもののうち、野菜や果物は多くの病気の予防に効果的であるのに対して、肉も油も炭水化物もたくさんとるほど多くの病気になりやすいという科学的根拠が、明快に示されているのです。またサプリでとるビタミンやミネラルにどれほど効果がないか、その逆に栄養を野菜や果物

からとる場合はどれほど健康によいかが一目瞭然となっています。

そのほかこの本では、魚は？　牛乳は？　といった疑問や、コーヒー、お酒、塩分、乳酸菌飲料などに対しても、最新の科学的な見解を紹介しています。メタアナリシスによってはじめて、毎日ふつうに食べるふつうの食品のよさが、すべて科学的にわかるのです。

これまで食品のよしあしについての本当のことがわからずあいまいになっている間に、日本の食と健康は悲劇的な状況となっています。この半世紀で1人あたりの野菜の消費は減りつづけ、その反対に肉と油の消費量は4倍にまで増えています。このように食生活が大きく変わるとともに、国内のがんや脳卒中などの患者数は実に4倍以上になっています。

病気になる前なのか疲れている人たちが街にあふれ、消費されるサプリや医療費の増加はとどまることを知りません。1人あたりの国民医療費はこの半世紀でなんと20倍以上となっています。それだけ支払っているぶん、私たちは本当に健康になっているのでしょうか。とてもそうは思えません。健康になるどころか、病気になる人はますます増えている状況なのです。このような現状にあって、私たちの未来は明るいといえるのでしょうか。

私たちは、本当に健康になれる食をきちんと求めるべきです。そのために必要なことは、「本当に健康によい食品」を科学的に明らかにすることです。その具体的な方法とは疫学《えきがく》研究と呼ばれるものです。これは何万人もの人の食生活を長年にわたって調べ、その間にどんな病気になったかを調べるものです。さらにこれらの疫学研究を統合することで、より真実に近い結論を出すのがメタアナリシスです。そのため、疫学研究のメタアナリシスは、「健康になる食とは?」に答えることができる最も重要な論文なのです。

この本では、2014年末までに発表されているすべてのメタアナリシスを紹介しています。これはとても重要なことです。なぜなら、すべてを紹介することではじめて、本書のメタアナリシス以外のあらゆる食と健康の情報はすべて「よくわかっていないもの」と断言できるからです。これにより、世の中にあふれる雑多な健康情報の真偽をはっきり見分けることができ、もう惑わされないようになります。この本を手にすることで、「全体的な観点」という勝負なら世間の医師や大学教授にも負けない、そんな武器を持つことになるのです。

「すべてのメタアナリシスの結果が掲載されているメタ・チャートは、現在までに科学が明かした『食と健康』の真の姿であり、真実である。そして、メタ・チャートに『食と健康』の真理がある。それは、『人は野菜によって健康に生きることができる』ということである」

要約すると、これが本書の本質です。

このように、メタアナリシスを基盤として正しい食についての真理を求める試みを、私はメタ栄養学と呼んでいます。「メタ」とは、「さらにその上の」という意味をもつ接頭語です。これまでの栄養学のさらに上の視点から食の科学の全体像をみることで、本当に健康になる食を追求することが、いま必要とされています。

人がより正しいものを選択する意思をもつことが、ますます求められる時代になっています。そのような時代にあって、本書が人々の健康に資する存在となれたら、それが私にとってなによりの喜びです。

CHAPTER
1

食と健康の基礎知識

1 食と健康の現状 ～本当に健康になる食とは～

野菜不足が拡大中！

みなさん、野菜をたっぷり食べていますか。自信を持って「私はたっぷり食べてるよ」と答える人は少数派でしょう。また、「野菜は好き？」と問われても、たいていは「ふつう」なんて答えるのではないでしょうか。そのくらい野菜を多く食べようという意識はみんなが持っているわけではなく、積極的にいつも野菜を食べている人は少ないというのが現代の状況です。厚生労働省の調べた年代別の野菜の摂取量(1)をみると、人々の野菜不足が拡大していることがわかります（図1）。

それによると、厚生労働省が推奨する1日の野菜摂取量は350gなのに対して、すべての世代で350gに満たないことがわかります。野菜不足は年齢が若いほど顕著で、10代と20代の若者にいたっては約230gと全世代のうちで最も少ない量です。なお参考までにいうと、20代の女性は218gであり、全世代中で最も少ない量でした。また、農林水産省の調べた国民1人あたりの野

図１　年代別の１人あたりの野菜摂取量

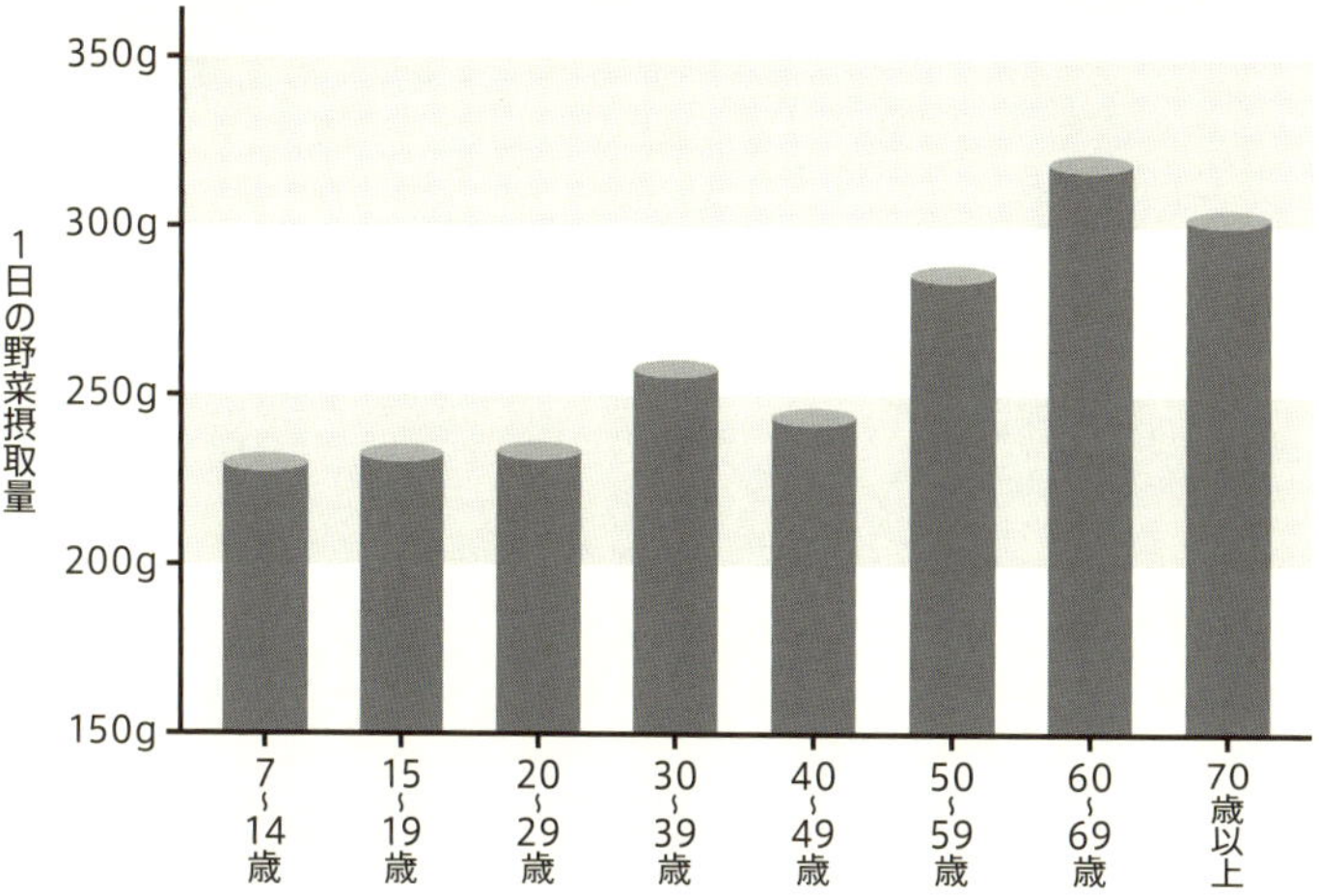

菜の消費量(2)をみると、１９６０年代後半から現在まで減りつづけており、この40年間で25%も減っています（図２）。このように野菜を食べる量は、年を追うごとに、そして年代が若くなるほど減り続けているのです。

それに対して急激に増えているのが肉と油の消費です。図３は年間１人あたりの畜産物の消費量、図４は油の消費量を示しています(3)。それぞれ60年代から急激に増加し、なんと現在までに畜産物の消費は４・３倍、そして油の消費は３・５倍にまで増えているのです(4)。毎日の食事の肉と油の量が４倍になったところを想像してみてください。４倍という数字の大きさがよくわかります。それにくらべると、昔の肉と油の量は今の四分の一だったということです。今よりずっとつましい食生活だったわけです。

こうした食生活の大きな変化の一方で、日本

図2　国民1人1年あたりの野菜の消費量

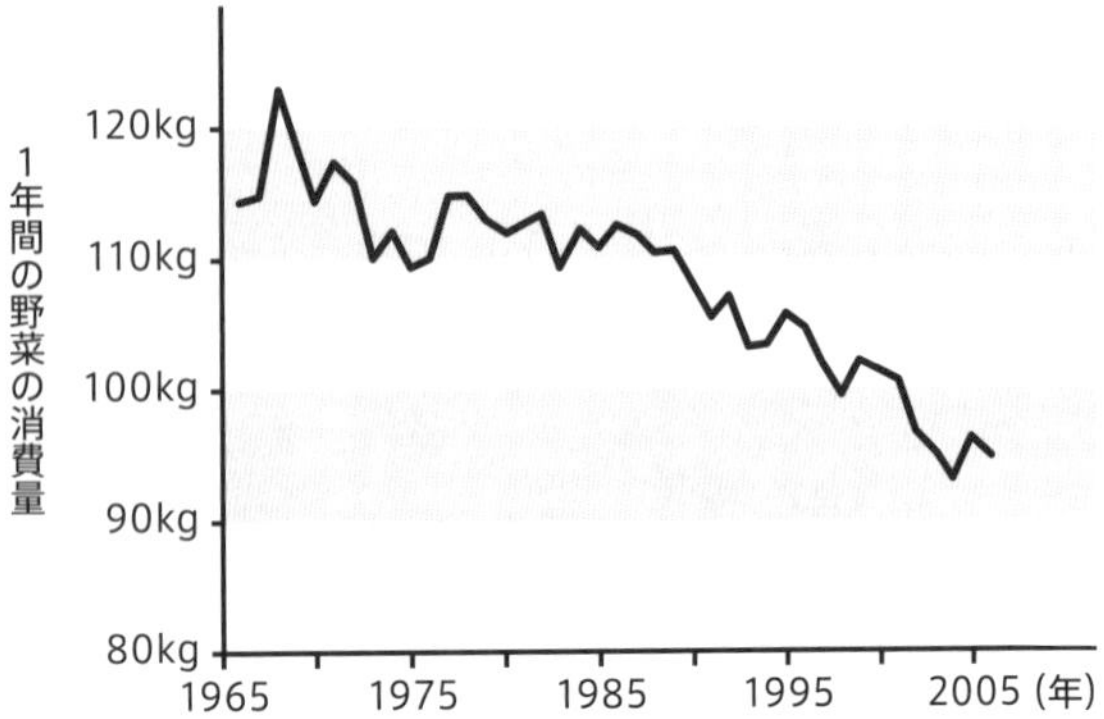

図3　国民1人1年あたりの畜産物の消費量

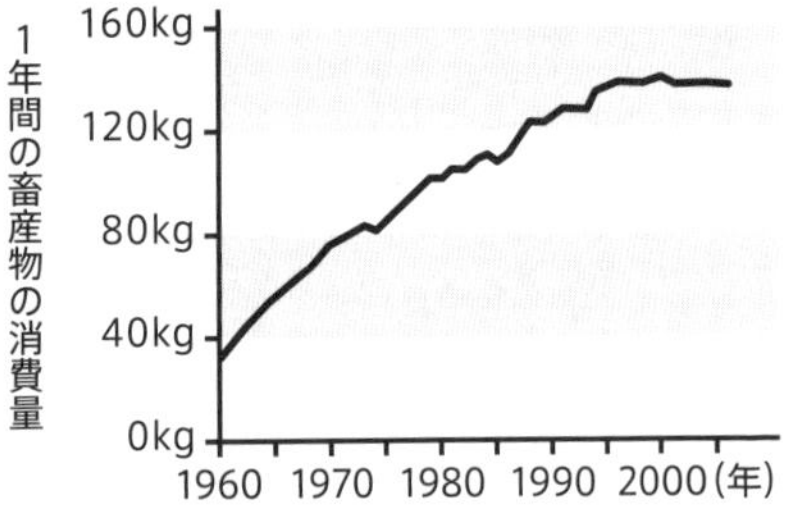

図4　国民1人1年あたりの油脂の消費量

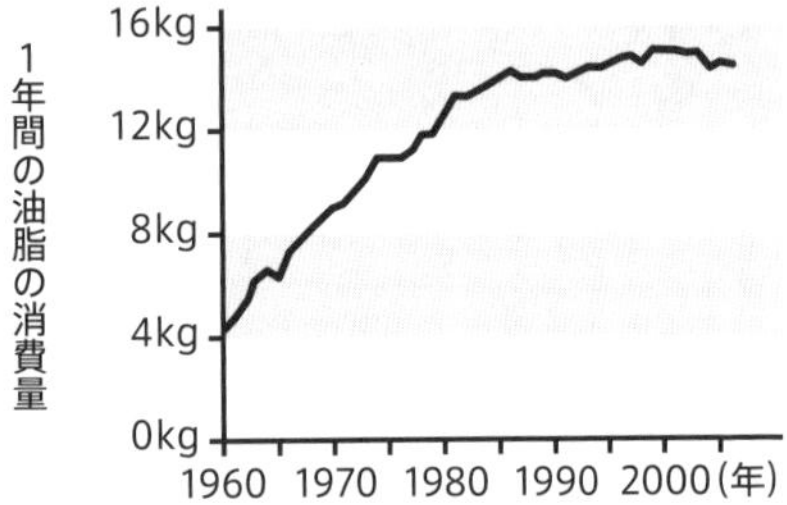

ではこの数十年の間にがんや糖尿病、脳卒中などの患者数が大きく増えています。図5は厚生労働省の調べた国内の主な疾患の患者数の目安[5]です。増え方がほぼ横ばいである心臓疾患以外は60年代と比べて恐ろしく増加しており、いずれも4～5倍に増えています。目安でみるとピンとき

図5　主な疾患の総患者数の増加

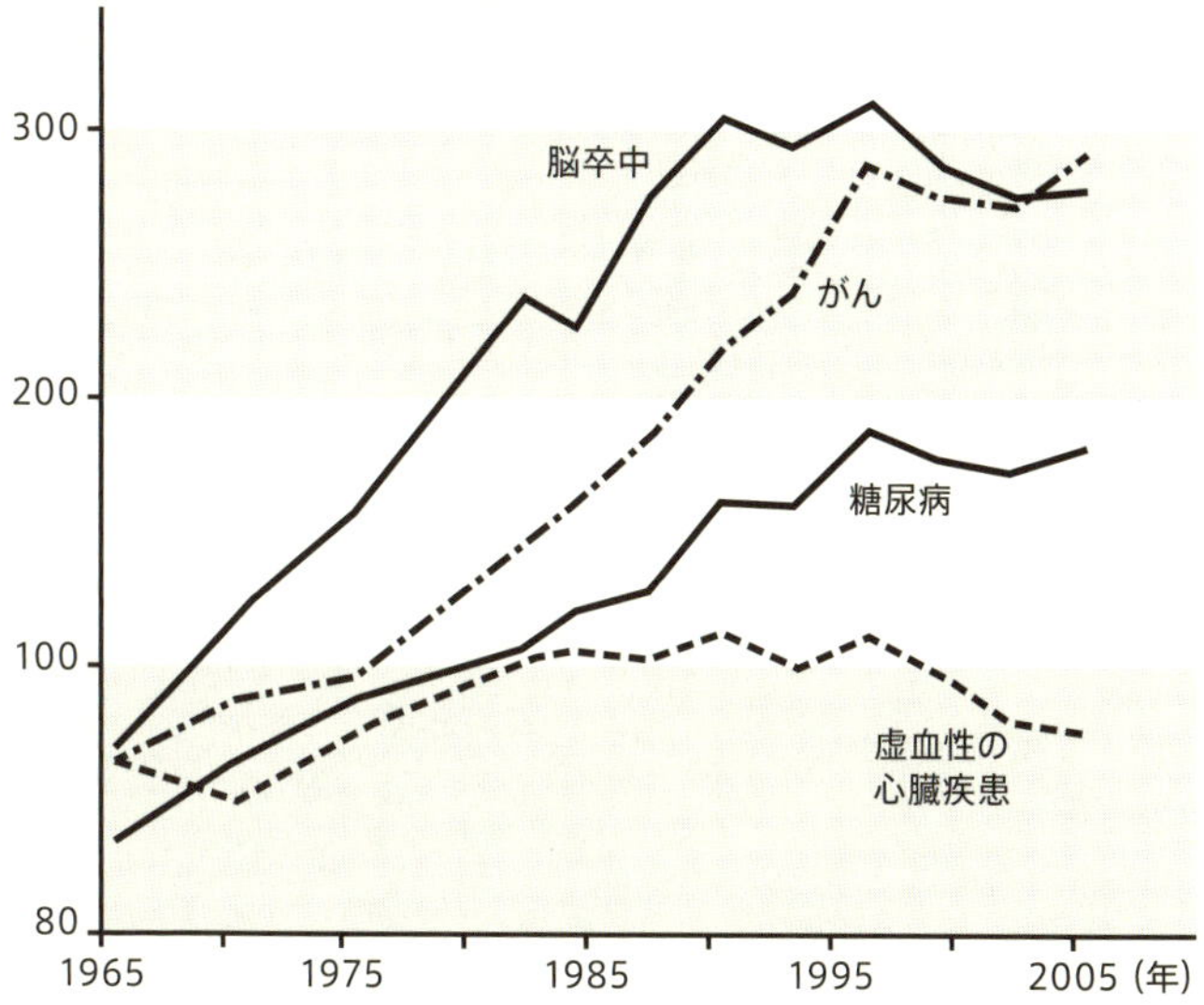

ませんが、実際の数でいうと、２００８年時点での国内の総患者数は、がん、心臓疾患、脳卒中でそれぞれ約１５０万人[6]です。糖尿病については患者数は２４０万人[7]と多くなっていますが、これは患者が糖尿病によって死亡することは少なく、長期にわたって治療が必要となるためです。このように数字をみると、本当に他人ごとではいられません。さらに、これらの疾患がどれほど私たちの人生に迫っているかを感じさせるデータががんの生涯罹患率です。これは一生涯のうちにがんになる人は、男性で１００人中55・7人、女性で41・3人というものです[8]。実に２人に１人が一生のうちにがんと診断されることになります。

このような患者の増加は日本の高齢化

が原因だという人もいるでしょう。たしかに、人は誰でも年をとるほどこれらの病気になりやすいのだから、高齢化が進むにつれて患者数が増えるのは当然のことといえます。しかし、問題はその増え方です。たとえば１９６５年から２００５年までで日本の60代の人口は２・７倍(9)に増えていますが、それに対してがんや脳卒中、そして糖尿病の患者数は5倍近くに増加しています。これは、高齢化の影響を大きく超えています。こうした患者数の増加は食べものだけが原因だとはいえませんが、私たちが毎日食べるものの影響は決して小さくありません。この本が明らかにしているのは、食生活の変化のうち野菜の消費量が減り続ける一方で、野菜以外の消費量が大きくなっていることが、これらの病気が増える大きな原因だという明確な根拠があるということなのです。

野菜って必要なの？

野菜を食べる量が少なくなっている理由として、次のようなものがあります。

・野菜は調理がめんどう
・野菜は値段が高いから
・外食が多いから
・サプリで栄養は補えると思う

・野菜はそんなに好きじゃない

いずれもよく聞く理由であり、そう考えるのもよくわかります。しかし、これらの理由の本質は「野菜の必要性をそこまで感じていない」ことだといえます。つまり、そもそも野菜がどれほど健康にとって大切なのかがわかっていないということです。これは社会全体でいえることです。では現代社会がこのような状況にあるのはなぜか。その理由は次の三点にあると思います。

・そもそも食品のもつ健康効果が科学的によくわかっていない
・科学的によくわかっていないということが、医療従事者をはじめ一般的に知られていない
・食べものと健康の関係について、枝葉末節のことばかりが取りあげられ、全体的な観点での情報が不足しているため、人々は雑多な情報に惑わされてしまっている

くわしくはCHAPTER3で述べますが、食品のもつ健康効果については、これだけ科学が進歩した現代にあっても、実は正確なことはわかっていません。しかもその「わかっていない」ということがあまり知られていないため、「医者がいうなら本当だろう」「大学教授の説明だから根拠は明確なはず」「ニュースが紹介している情報なら科学的に確かだ」と一般的に考えられてしまっているのです。さらに、そのような〝権威〟が伝える健康情報は食品や栄養の個別の情報にすぎず、

「結局、毎日の三食になにを食べればいいのか」に答えているとはいえません。全体的な観点での答えがないのです。

研究論文の最高峰「メタアナリシス」

とはいえ「健康になる食品」とはなにかを明らかにするのは、実は大変なことなのです。理由の一つは時間がかかることです。健康とはいま元気で体調がすぐれていればそれでいいというものではなく、何年も先までそうであってこそのものです。いいかえると、健康とは「何年にもわたって病気がない状態」のこととなります。つまり健康について調べるには長期におよぶ病気の有無について調べる必要があるのです。もう一つの理由はいろんな人がいろんなものを食べているという複雑な生活状況があることです。ただでさえ人の体のつくりには個人差があるのに、そのうえみんながちがうものを毎日食べているのですから、一つ一つの食品の影響を明らかにするのはとても困難です。実際の方法としては、何万人もの人の食生活を調べて、ある食品を多くとった人と少なくとった人にグループわけし、各グループの人が病気になった割合をくらべるのです。このように、健康になる食品を明らかにするには、何万人もの人に対して、どんな食品をとっているかを調べ、その結果、どんな病気になったか、またはならなかったかを何年にもわたって調べる必要があるのです。このような調査研究を疫学《えきがく》研究といいますが、健康になる食を明らかにするには、こうした疫学研究を数多く行う必要があるのです。

科学者たちはこれまでに多くの疫学研究を行ってきました。そして、それらを論文として発表してきました。しかしそれらの結果は食い違うことも多く一貫しないため、一つ一つの論文をみても、みなが納得できる答えとはいえませんでした。そこで1990年ごろに医学の分野で注目されはじめたのが、メタアナリシスという分析方法です。耳なれない言葉ですが、本書のキーとなる重要語ですのでぜひ覚えてください。メタアナリシスとは、異なる結果を示すような複数の調査を一つに統合することによって、正しい結論を導き出す分析方法です。これは20世紀に入ってから使われはじめ、医学以外にも教育学や心理学などでも活用されています。医学ではじめて使われたのは、1985年に発表された心臓疾患を予防する薬についての論文[10]だといわれています。その薬について、当時いくつもの臨床試験が行われていましたが、結果にばらつきがあり、効果があるのかどうかがはっきりしませんでした。しかし、それらのデータをメタアナリシスで分析したことによって、はじめて「効果がある」との確かな証拠が示されました。医学においては、研究対象が生命という複雑なものであるため、得られる結果が一貫しないという問題がありますが、メタアナリシスはその問題を克服するための非常に有効な手段となることが示されたのです。もちろん完璧な分析手法とはいえませんが、現時点でメタアナリシスは研究論文の最高峰といえるものなのです。

本書では、「食と疾患予防」に関するメタアナリシスのすべてを探し出し、それらをまとめたメタ・チャート（本書に付属の表）を作成することで、全体的な観点で「食と疾患予防」について論じています。それによって、なにが健康によい食べものなのかを根本的に明らかにしています。このように、メタアナリシスを集めてみえてくる全体像から「正しい食」の答えを求めることを、私はメタ栄養学と呼んでいます。本書はメタ栄養学に関する初めての本であり、ここにはどんな研究者も発表していない「食についての予防医学の全貌」が書かれています。そのため、大胆にいってしまうと、本書を手にしたあなたは今日から食と健康の科学に関するエキスパートになれるのです。

さらに、「食と疾患予防のメタアナリシスは全部で608報ある」ということも、メタ栄養学がもつ非常に大きな力です。なぜならこれは、食品の健康効果（病気の予防）については、本書で引用した608報のメタアナリシス以外は「科学的にまだはっきりしていない」ということを意味しているからです。つまり、あなたが現在病気でないなら、本書で紹介しているメタアナリシス以外のあらゆる食と健康の情報は、すべて「よくわかっていないもの」と断じてしまってよいということなのです。これにより、世の中にあふれる雑多な健康情報の真偽をはっきり見分けることができ、もう惑わされないようになります。そして「全体的な観点」という勝負なら世間の医師や大学教授にも負けない、そんな武器を手にすることができるのです。

メタ・チャートが示す答え　～本当に健康になる食はこれだ～

メタアナリシスの結果はとてもシンプルで、直感的にわかりやすい表現となっています。それはたとえば「肉を多く食べる人は、がんになるリスクが30%高い」のように表現されます。メタ・チャートではそれらすべてのメタアナリシスの結果を、色で表示しています。色が赤いほどその病気になるリスクが大きくなり、青いほどリスクが小さくなります。つまり青いほど病気の予防効果があります。まずは別添のメタ・チャートをじっくりながめてみてください。すると次のような傾向が浮かび上がってきます。

・野菜、果物は多くの疾患の予防に効果的
・肉、脂質、炭水化物は要注意
・食品からとるビタミンなどは効果的だが、サプリは効果的とはいいがたい

肉、野菜、油、炭水化物といえば、水分以外では私たちの食事を構成する主要メンバーのすべてといっていいでしょう。それらのうち健康によいといえるのは野菜であって、のこる肉、油、炭水化物はどれも注意を要する食品だというわけです。そしてサプリでとる栄養には効果がないのに対して、食品からとる栄養は健康効果が大きいのです。この栄養を豊富に含んでいるのが野菜なのです。つまり、肉、油、炭水化物は食べる量を意識してひかえめにするのがよく、野菜をどんどん食べるほどよいのです。そして野菜不足はサプリで補うことができません。このようにメタ・チャートによって、「そもそも野菜って必要なの?」という問いに対し、「はい。私たちの健康にとって野

菜が必要なんです」と明快な解答が得られるようになるのです。

2 メタ・チャートとメタアナリシスの見方

メタ・チャートの見方

縦の項目は疾患の種類を表わしています。三大死因として有名な、がん、心臓疾患、脳卒中にはじまり、さらに糖尿病を加えた四疾患が、一般的にいわれる生活習慣病です。このうちがんについては論文数が多いため、大腸がん、前立腺がん、乳がん、そしてその他のがんという4つの区分にわけています。メタ・チャートの下半分には、神経疾患や骨折、死亡率などがつづきます。これらの個々の疾患については本章の3で説明します。

横の項目は、大きく「食品」「食品からとる成分」「精製品・サプリメント」「その他」の4つにわかれています。「食品」は肉や野菜などの食品群にわかれています。「食品からとる成分」と「精製品・サプリメント」については、おおまかに三大栄養素、五大栄養素の分類でわけました。「その他」については、お茶などの飲料やアルコール、チョコレートといったふつうの食品や栄養ではくくれないものが入っています。

栄養素の分類

栄養素の分類については、中学校の家庭科の時間に学んだ人が多いと思いますが、ここでおさらいしましょう。図6に、栄養素の分類と機能についてまとめました。タンパク質、脂質、炭水化物の三つは三大栄養素と呼ばれるもので、体を構成する基本中の基本です。これにビタミンとミネラルという必須の栄養素を加えたものが五大栄養素です。これら五つは、得られなければ死んでしまうという大切な栄養素です。そして、第6の栄養素といわれる食物繊

図6　栄養素の分類

タンパク質	肉、魚、豆に多く含まれ、私たちの体を作ります。生命活動の主役です。	五大栄養素	三大栄養素
脂質	油脂の主成分。細胞膜を作るなどのほか、エネルギー源にもなります。	五大栄養素	三大栄養素
炭水化物	穀物に多く含まれます。主に体のエネルギー源となります。	五大栄養素	三大栄養素
ビタミン	細胞内の代謝に必須であり、健康維持に欠かせない微量栄養素です。	五大栄養素	
ミネラル	カルシウム、マグネシウム、亜鉛など、体に必須の元素です。	五大栄養素	
食物繊維	おなかの調子を整えるのに、とても重要です。第6の栄養素とも呼ばれます。		
フィトケミカル	ポリフェノールなど、植物由来の微量物質。第7の栄養素とも呼ばれます。		

維と、7番目の成分としてフィトケミカルがあります。食物繊維は、いわずと知れた植物性成分の代表格です。フィトケミカルについては、まだまだなじみのない人が多いと思いますが、これは主に植物に含まれる微量物質のことで、抗酸化作用などによって健康効果があると考えられているものです。最近よく聞くようになったポリフェノール、アントシアニン、カテキン、リコピンなどは、すべてフィトケミカルです。

メタアナリシスの結果の見方

メタアナリシスの結果は、メタ・チャートではカラーで示していますが、本文では＋と－でリスクの大きさを表現しています。＋が多いものほどその食品によって病気になるリスクが大きいことを表します（つまり健康に悪い）。逆に－が多いほどリスクが小さい（つまり健康にいい）となります（表A）。

くどい説明をしなくても、およそ一目でわかるのではないでしょうか。少々ややこしい点といえば、「?」と「0」のちがいです。「?」の意味は、調査

表A　メタアナリシスの判定結果

判定	疾患リスクの増減
＋＋＋	+50% ～
＋＋	+25% ～ +50%
＋	約0% ～ +25%
?+	おそらく+
0	± 約0%
?−	おそらく−
−	約0% ～ −20%
−−	−20% ～ −33%
−−−	−33% ～
?	リスクについては不明

はされて論文は発表されてはいるものの、分析の結果、その食品が疾患に対してよいのか悪いのかはわからなかったということです。それに対して「0」とは、その食品を長い間食べても食べなくても、ある疾患になるリスクは同じという意味です。つまり、その食品は疾患に対して「影響がないことがわかった」ということであり、ある意味で安心して食べてもいい食品といえます。ただし、すっかり安心すべきではありません。影響がないとはいえ、それを食べる量が多いほどそのぶんよいものを食べることができなくなるからです。このため、結果的にはよいとはいえないものとなります。判定の方法については、CHAPTER3の3でくわしく説明しています。

メタアナリシス一覧の見方

これから紹介していくメタアナリシスは、表Bのような形で一覧できるものとなっています。左の列から順に説明します。

「調査項目」は調査した食品や成分です。たとえば表で「赤肉、加工肉」のように「、」で区切られている場合、赤肉と加工肉の影響はどちらも「＋＋」だという意味です。

「対象疾患」とは、この論文が研究対象にしている疾患名です。

「判定」では、疾患になるリスクの大小を＋や－で示しています。

「発表年」は、そのメタアナリシスが論文として発表された年です。基本的に、発表年が新しい論

表B　肉と大腸がんのメタアナリシス一覧（部分）

調査項目	対象疾患	判定	発表年	PubMed ID
赤肉	結腸直腸がん	＋	2011	21540747
加工肉	結腸直腸がん	＋	2010	20495462
赤肉、加工肉	結腸直腸がん	＋＋	2006	16991129

文ほど結果の信頼性は高いと考えてよいでしょう。

「PubMed ID」は、PubMed《パブメド》という医学系論文のデータベースのなかで、一つ一つの論文についている固有の番号です。PubMedでは、このＩＤを使って簡単にインターネットでその論文をみることができます（くわしくはＣＨＡＰＴＥＲ３の３を参照）。PubMedとは、全世界の医学系論文のほぼすべてが登録されている、アメリカ政府が運営するデータベースです。この本では、PubMedに登録されているメタアナリシスのうち、食と健康に関係するものとして、特に病気の予防を目的としたものに限定し、そのすべてである６０８の論文を引用しています。なお、病気の治療を目的としたもの等は本書の対象外です。メタアナリシスの選択条件についてはＣＨＡＰＴＥＲ３の３を参照してください。

3 メタアナリシスが対象とする疾患について

メタアナリシスが調査の対象としている疾患にはいくつもの種類があります。本書ではそれらを17項目にわけました。これがメタ・チャートの縦軸となるものです。ここではその17項目について、疾患の概要や患者の増加傾向などについて説明します。

大腸がん

本書ではがんについて調べたメタアナリシスを、大腸がん、前立腺がん、乳がん、その他のがんという4つのカテゴリーにわけて紹介します。大腸がんはこの数十年で患者数が大きく増えているがんの一つです。罹患率（1年間で新たに診断された人の割合）は30年前とくらべて2・2倍となっており、2007年の1年だけで11万人の人が新たに大腸がんと診断されています[1]。

図7は1975年以降の罹《り》患《かん》率の変化をみたものです[12]。日本で罹患数の多いがんの上位5種類

のうち、年々減少している胃がん以外のものを表示しています。グラフをみるとどのがんも毎年発症する人の数が増加していることがわかります。本来がんというのは年齢が上がるほど発生率が上がるものであり、がんの最大の原因は「年をとること」だといっていいほど、ある意味で自然に患者数は増えるものですが、このグラフでは高齢化の影響を取りのぞいたデータを使用しています。したがって、このような勢いで増えているがん患者数は、年齢以外のものが原因で増えていることになります。

前立腺がん

前立腺がんの罹患率は近年大きく増加しており、1977年から2007年の30年

図7　国内の主ながん罹患率の推移

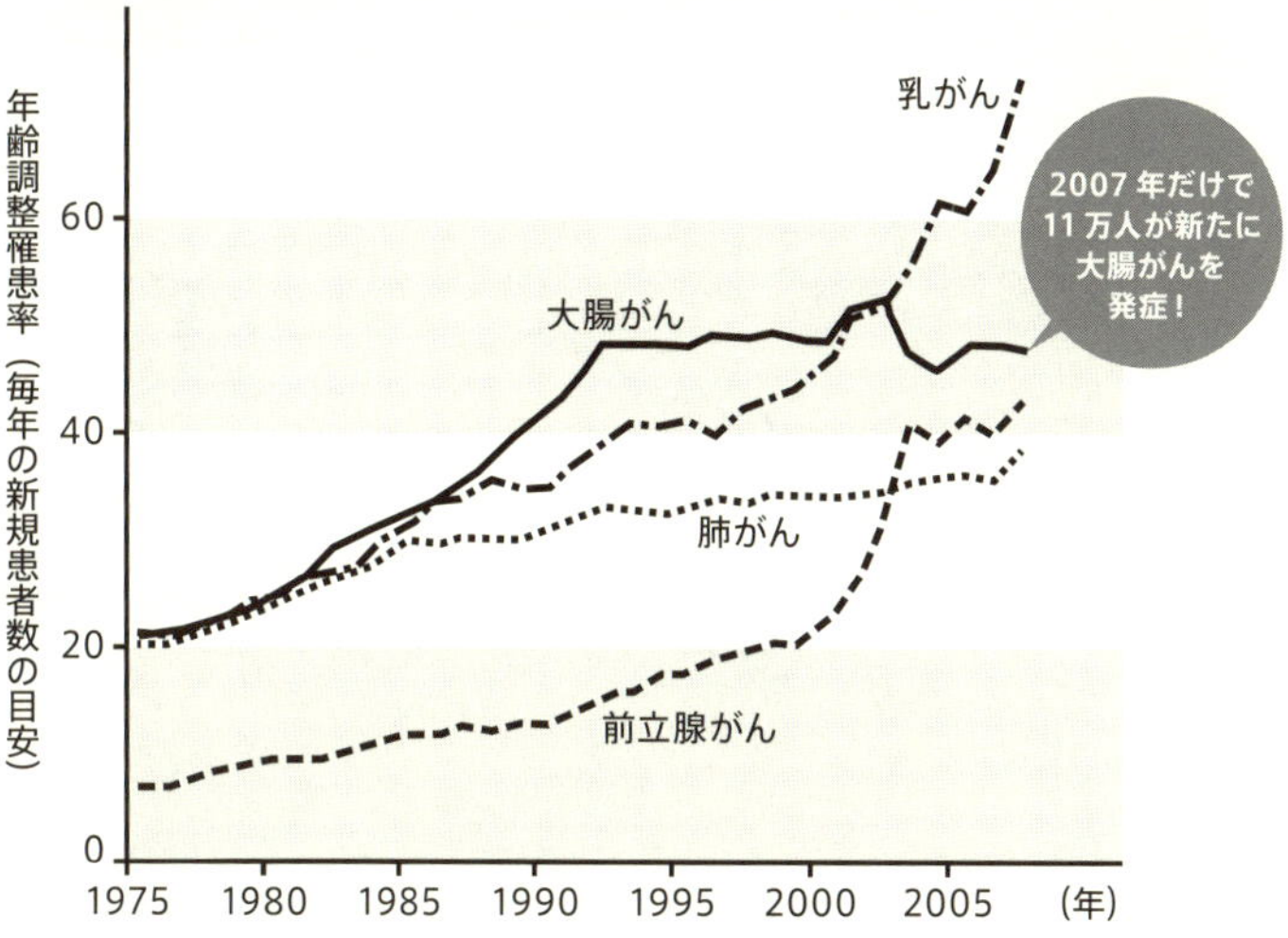

間でなんと5・4倍に増加しています（図7）。前立腺がんは自覚症状があまりないため、がんの進行に気づかずに、早期発見ができないケースが多いといわれています。

乳がん

乳がんの罹患率は、前立腺がんとともにこの数年で大変な増加傾向を示しており、今後の患者数の増加が非常に心配です。特に2000年以降は恐ろしい勢いで増加しています（図7）。罹患率は1977年から2007年の30年間で3・4倍に増加しています。子宮がんや卵巣がんなどの女性固有のがんのうち、乳がんは最も罹患率の高いものです。

図8　すべてのがんの罹患率の推移

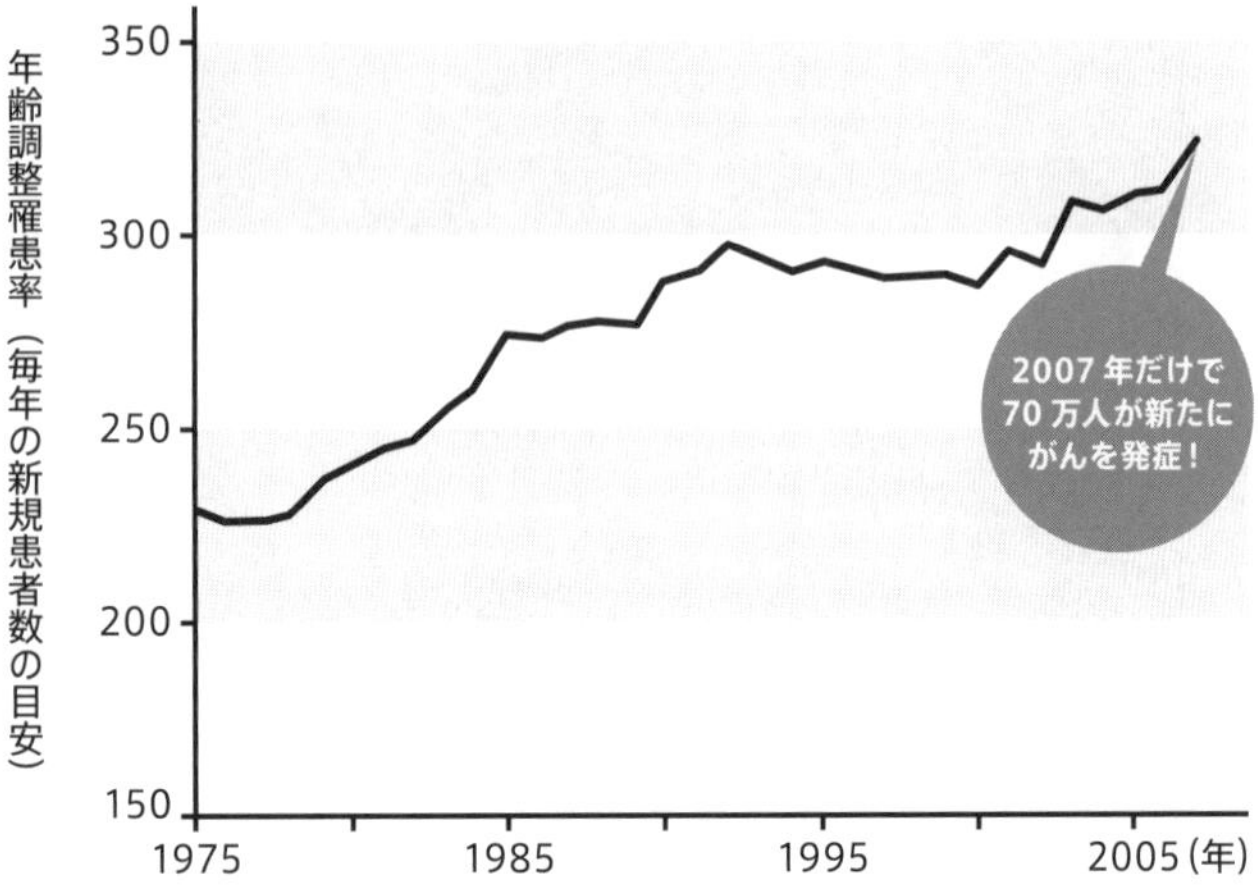

その他のがん

これまで大腸がん、前立腺がん、乳がんについて述べましたが、がんにはこのほか肺がんや肝臓がん、白血病など多くの種類があります。すべてのがんを合わせた発症数は、大腸がんなどと同様に年々増加傾向にあります（図8）。２００７年には1年間で70万人がなんらかのがんを発症しています[13]。なお、図7と同様にこのグラフもがんの最大の原因である高齢化の影響を除いたデータを使用しているので、国内では年齢以外の影響でこのようにがんが増え続けていることになります。

心臓疾患

心筋梗塞をはじめとする心臓疾患は、長年にわたり日本の主な死亡原因となっています。図9に示したように、1年間の死亡者数はがんに次いで多く、約20万人となっています[14]。メタアナリシスで調べている心臓疾患には多くの種類があります。なじみのない病名が多いため、図で分類しました（図10）。最も大きな分類は心臓血管疾患です。これは、心臓だけでなく全身の血管に関する疾患を含みます。このうちの一つが冠動脈性心疾患です。冠動脈とは、心臓そのものが必要とする酸素や栄養を与えるために血液を送る血管です。この冠動脈がつまる等によって起こるのが冠動脈性心疾患です。代表的なものに狭心症や心筋梗塞があります。

図 9　1年間の主な死因別の死亡者数（2010 年）

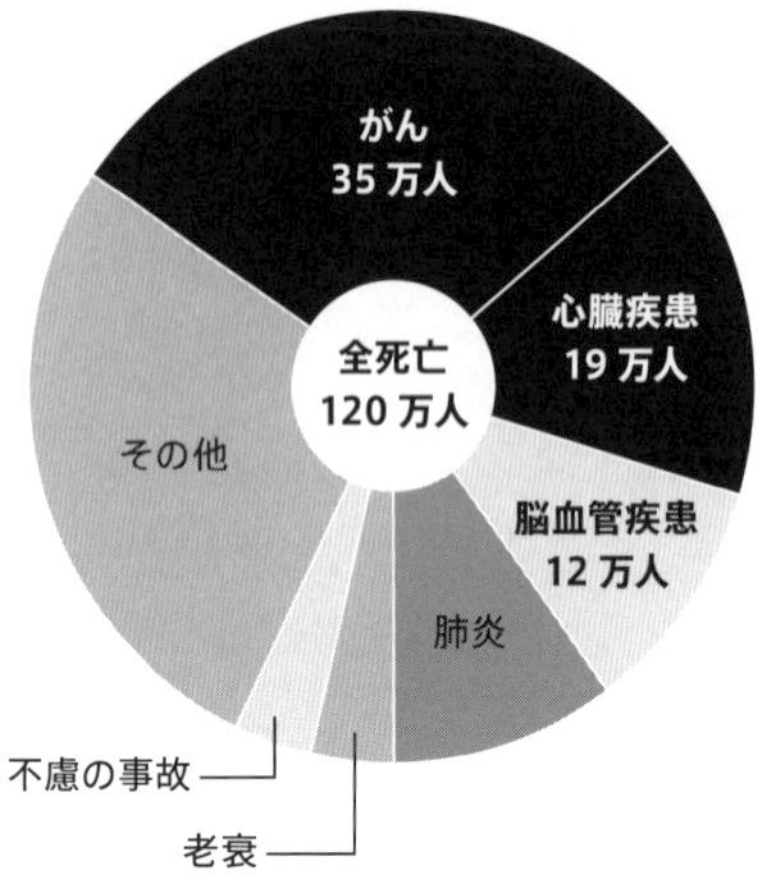

図 10　心臓疾患の分類

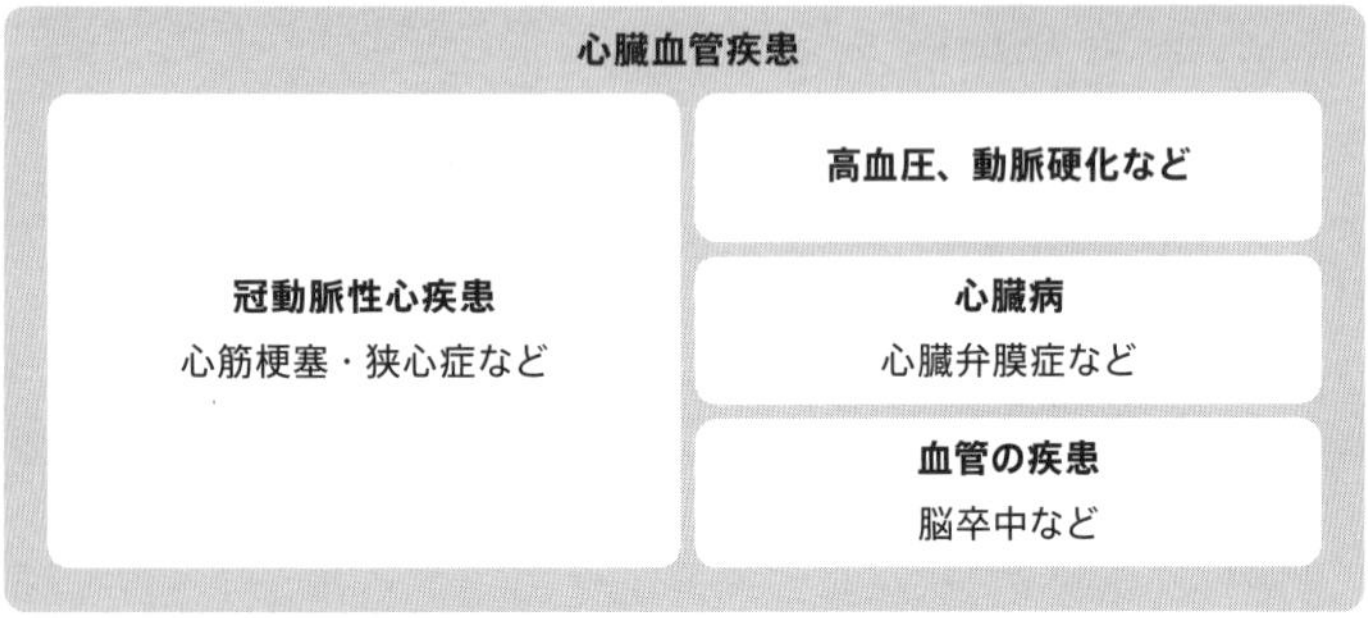

脳卒中

脳卒中は、脳の血管が詰まったり（脳梗塞）や血管が破れたり（脳出血）することで脳が損傷するという深刻な疾患です。発症後は後遺症がのこることも多く、日常生活を自分一人で行えなくなるなど、介護の面でも大きな問題を残します。がんや心臓疾患と同様に、日本人の主な死亡原因であり、死亡数は毎年12万人で、現在も150万人以上の患者がいます[15]。図5をみると、国内の脳卒中の患者数は近年までずっとがんの患者数よりも多い状態がつづいていました。その意味で脳卒中は国民への影響が非常に大きい疾患です。なお、脳卒中は脳梗塞と脳出血からなり、脳梗塞は脳卒中全体の75％を占めています[16]。

糖尿病

糖尿病には1型糖尿病と2型糖尿病の2種類があります。このうち食生活や運動不足などの生活習慣による影響が大きいといわれているのが2型糖尿病です。本書で糖尿病というときは、この2型糖尿病をさします。尿に糖が出ることから糖尿病と呼ばれますが、そのこと自体が問題なのではなく、時間とともに全身の神経や目、腎臓に障害が起こることが問題となります。体が思うように動かなくなったり、失明したり、人工透析が必要となるなどの症状は、日常生活の質を大きく低下させてしまう深刻なものです。患者数の増加も大きな問題です。図5をみると、国内の糖尿病の患者数は1965年から2005年までに5・4倍に増え、現在は240万人いるとされています(17)。その間の日本人口に占める60代の割合は2・1倍に増えているのみであり、糖尿病の患者数は人口の高齢化よりもずっと大きく増加していることがわかります。

なお、1型糖尿病は自己免疫疾患であり、2型糖尿病とは発症のしくみが大きく異なります。日本での糖尿病患者の95％は2型糖尿病患者です。本書で紹介している糖尿病のメタアナリシスも、ほぼすべてが2型糖尿病を対象としたものです。

メタボ

メタボとはメタボリックシンドロームの略で、肥満に加えて高血圧、脂質異常、高血糖のうち2つ以上該当する状態のことです。厚生労働省のウェブサイトによると「心臓病や脳卒中といった命にかかわる病気の危険性が急激に高まるので、大変危険」な状態とされています。厚生労働省の調査では、40〜74歳の男性は2人に1人、女性なら5人に1人がメタボ（またはその予備軍）だとあります(18)。メタボというのは医学的には新しい概念であり、疫学研究などもまだ少ないため、食とメタボ予防のメタアナリシスも現在までに数報あるのみです。

ぜんそく

ぜんそくは、炎症によって気道がせまくなり、恐ろしい呼吸困難をともなう発作をくりかえすアレルギー疾患です。図11に示したように、ぜんそくもこれまで紹介した疾患と同様、この数十年の間に患者数が大きく増加しています[19]。幸い90年代の後半からは減少傾向にありますが、依然として国内には90万人[20]の患者がおり、その数は１９６５年から２００５年の40年で３・７倍に増えています。

アレルギー疾患

本書が取りあつかっているアレルギー疾患の代表はアトピー性皮膚炎です。２００７年に文部科学省から発表された調査報告書[21]によると、全国の小中高校生のうち、アトピー性皮膚炎と診断されている

図 11　ぜんそくの患者数の変化

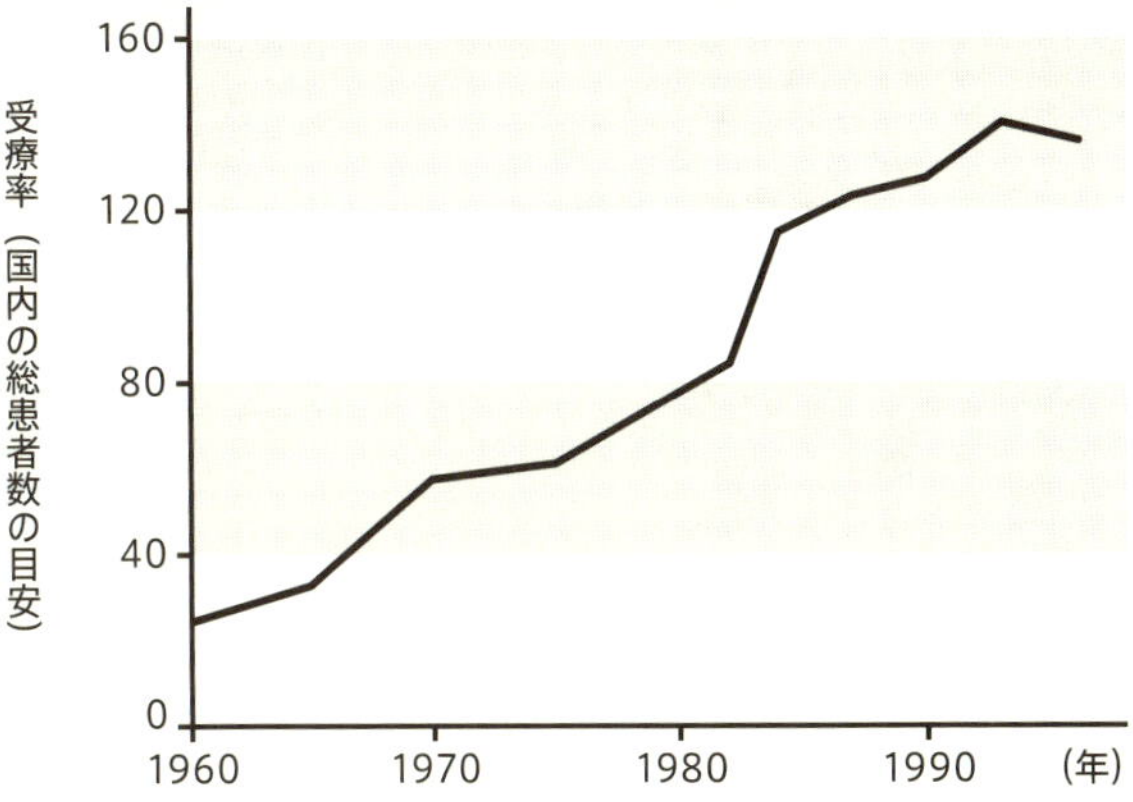

児童は70万人であり、全生徒の5・5％を占めています。どうにもおさまらないかゆみから皮膚をかきこわし、血がにじむ皮膚が赤くはれ上がっている様子は、みていて胸が裂かれる思いがします。なぜアトピーが起こるのか、またどうすれば根治できるのかについては現在でも十分にわかっていません。疫学研究では生活環境と病気の関連を調べることで、病気の原因を解明しようとします。本書で紹介しているメタアナリシスもアトピーの原因解明の手がかりとなるかもしれません。

精神・神経疾患

がん、心臓疾患、そして脳卒中は日本の3大疾病として知られています。それに糖尿病を加えたものを4大疾病と呼んで、政府は医療政策をとってきました。そして2011年7月、4大疾病に精神疾患を加えて5大疾病とするという厚生労働省の新方針が報道されました。それほどまでに、精神・神経疾患が増加しているということです。精神疾患とは、精神面の障害がある疾患のことです。それに対して神経疾患とは、身体面をコントロールする神経に障害が起こる疾患です。

厚生労働省の資料によると、国内の精神・神経疾患の患者数は約420万人となっています(22)。これは、4大疾病のうちで最も患者数が多い糖尿病（約240万人）を大きく上回り、がんの患者数の3倍近い数となっています。精神疾患は現在国内に266万人の患者がいます。このうちで最も多いのがうつ病などの気分障害です。2008年の患者数は100万人を超えており、1999

図 12　うつ病などの気分障害の総患者数

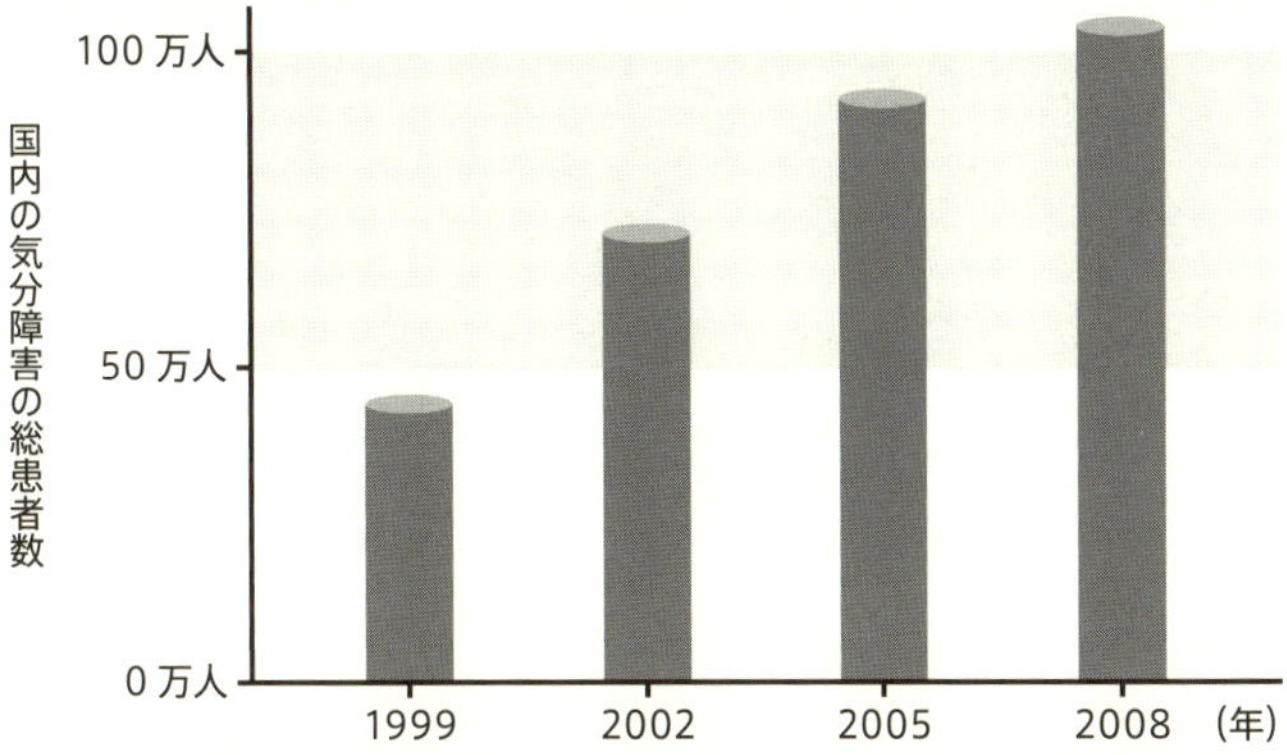

表 C　精神疾患のうち患者数の多い上位 3 疾患

順位	精神疾患	患者数	割合
1	気分障害（躁うつ病を含む）	96 万人	36%
2	統合失調症など	71 万人	27%
3	神経症性障害、ストレス関連障害など	57 万人	21%
	精神疾患の全患者数のうち上位 3 疾患が占める割合：		84%

表 D　神経疾患のうち患者数の多い上位 6 疾患

順位	神経疾患	患者数	割合
1	睡眠障害	38 万人	24%
2	アルツハイマー病	37 万人	24%
3	てんかん	22 万人	14%
4	パーキンソン病	14 万人	9%
5	神経、神経根及び神経そうの障害	10 万人	6%
6	片頭痛及びその他の頭痛症候群	8 万人	5%
	神経疾患の全患者数のうち上位 6 疾患が占める割合：		82%

年と比較すると、患者数は２・４倍に増加しています（図12）[23]。うつ病の社会的な認知度が大きくなったことは一つの原因だと思われますが、それにしても深刻な増加です。参考として２０１１年の患者数の上位３疾患を表にしました（表C）。

一方、神経疾患は現在国内に１５６万人の患者がいます[24]。表Dには神経疾患のうちで患者数の多い上位６疾患をあげました。このうちアルツハイマー病とパーキンソン病については、複数のメタアナリシスが発表されています。

アルツハイマー病とは、神経細胞に異常タンパクが蓄積するなどによって、脳、特に記憶をつかさどる海馬という部分が委縮する疾患です。その症状は、新しいことが覚えられなくなることにはじまり、言葉や道具が使え

図 13　国内のアルツハイマー病とパーキンソン病の患者数の推移

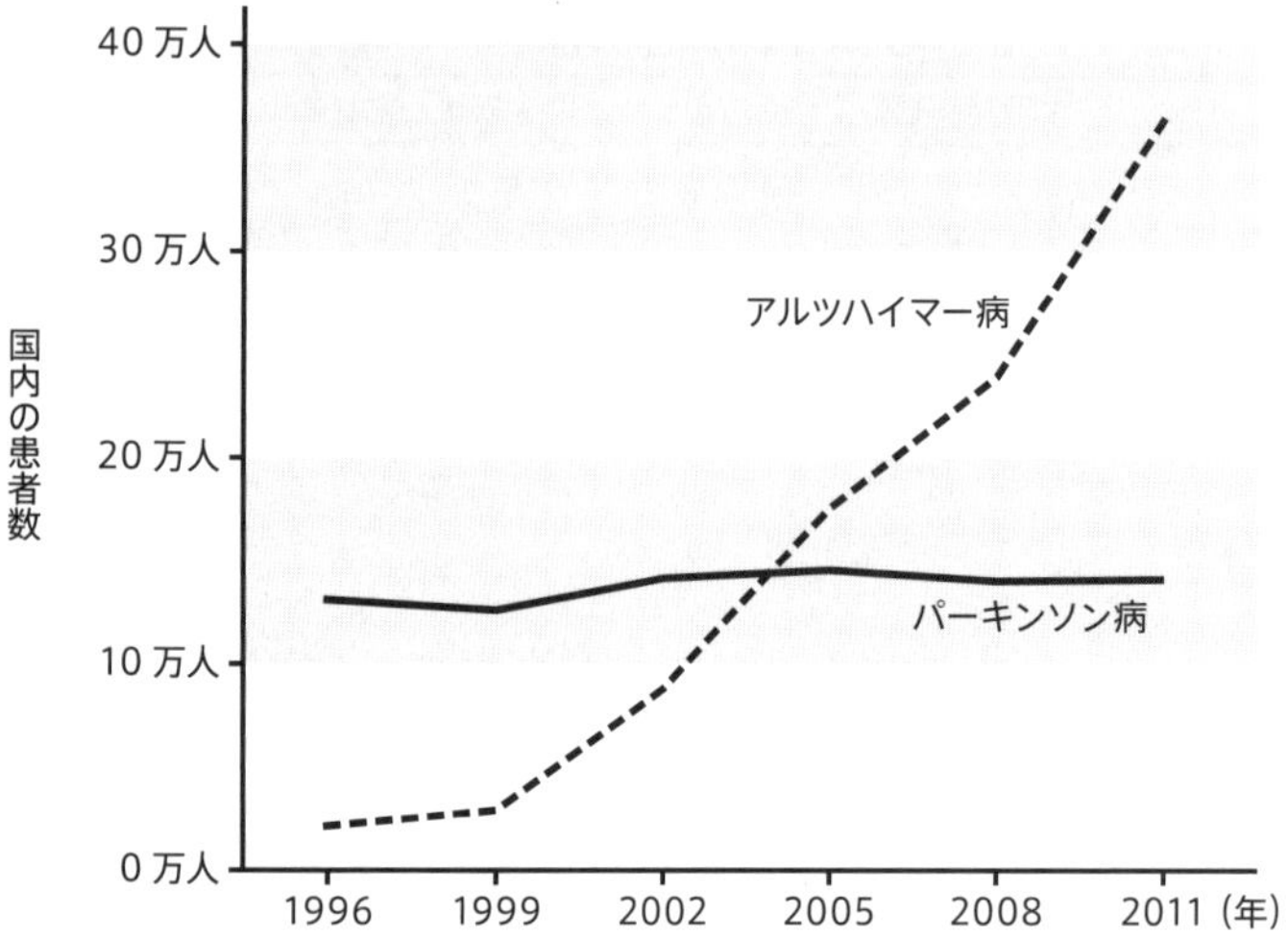

なくなるなど、これまでできていた日常の行動ができなくなったり、暴言や暴力を働くなど心理的な異常を起こしたり、異常な行動をとるなどの状態となる非常に深刻な疾患です。パーキンソン病とは、脳の運動機能にかかわる神経細胞に異常が起こり、手足の震えやこわばりによって体を思ったように動かせなくなる疾患です。このうちアルツハイマー病は、近年おそろしい勢いで患者数が増えています。2011年の調査では、アルツハイマー病は睡眠障害とともに、神経疾患の患者全体の四分の一ずつを占め、その数は37万人となっています。驚くことに、1999年の調査では患者数は3万人でした。これはつまり、たった12年間で患者数は10倍以上に増えているのです（図13）。どちらも老化によって起こる疾患だといわれますが、メタアナリシスの結果をみると、食生活の影響が強く示唆されるものとなっています。

目の疾患

目の疾患について調べたメタアナリシスでは、加齢黄斑変性と白内障が対象となっています。加齢黄斑変性とは、加齢にともなう黄斑の障害によって目がみえなくなっていく疾患です。黄斑とは、網膜の中央にある黄色を帯びた部分であり、最も感度の高いため視覚にとって非常に重要な部分です。国内の推定患者数は69万人であり、これは国内の視覚障害の第4位となっています。患者数はこの10年で約2倍になっており、深刻な増加を示しています(25)。白内障とは、水晶体という部分が白く濁ることで視界がかすんで見えにくくなるものです。

骨折

骨折について調べたメタアナリシスのうち、最も論文数が多いのは股関節の骨折です。若い人たちにみられる骨折というと、交通事故やスポーツなどで起こる腕や足の骨折ですが、股関節の骨折は高齢になるにつれて発生率が上がる代表的な骨折です。これは、具体的には大腿骨頚部骨折と呼ばれ、上半身を支える大腿骨の、雪だるまのように突きでた首の部分（頚部）が折れてしまうものです。特に高齢者が転倒することで骨折してしまい、その後から寝たきりの状態となってしまうことで、要介護者となるケースが多いという深刻なものです。ある調査(26)によると、この骨折は近年急増しており、特に女性で

図 14　全国の大腿骨頚部骨折の発生数の推移

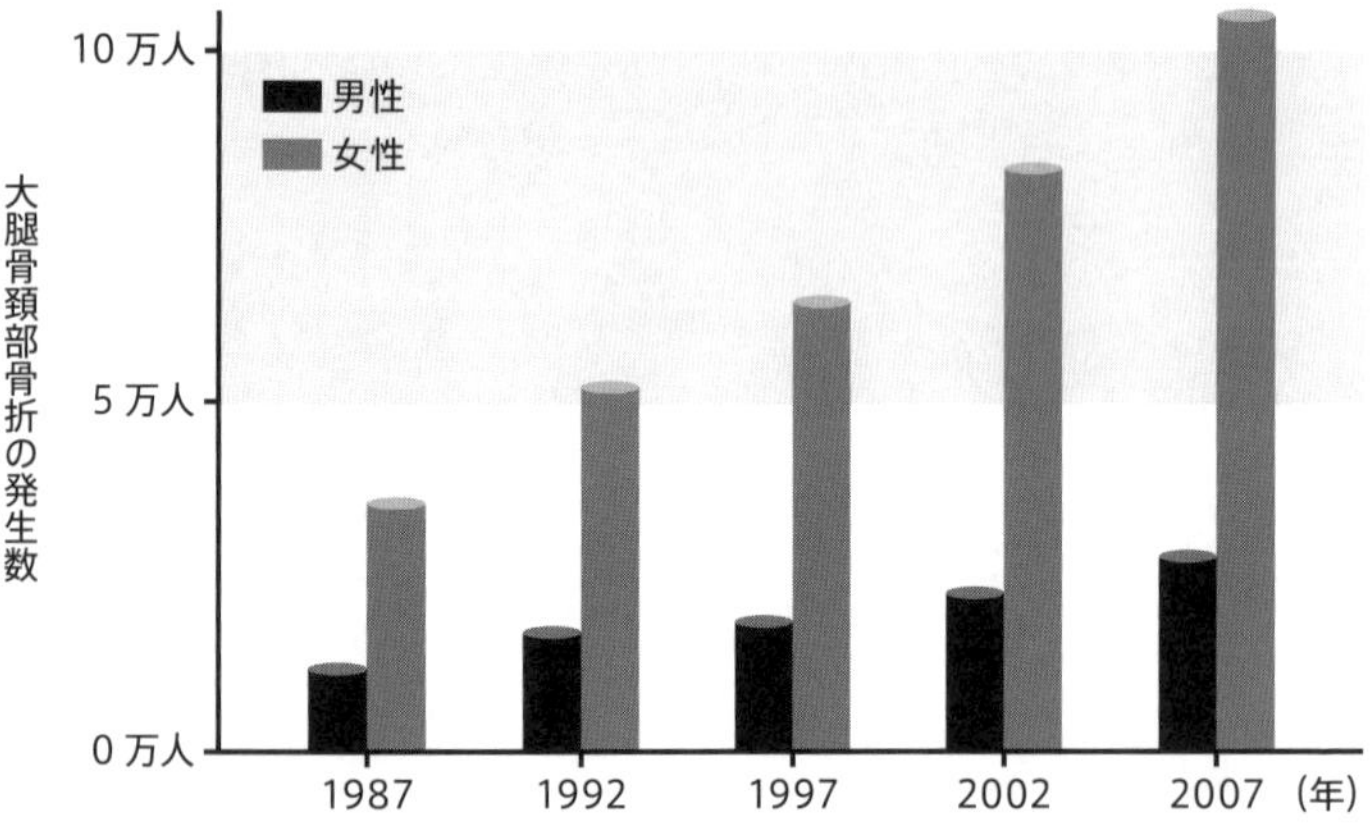

はこの20年のあいだで、発生数は実に3倍になっています。これは驚くべき増加です（図14）。

なお、大腿骨頸部骨折については、高齢者を対象にした予防と治療のメタアナリシスはいくつも発表されているのですが、本書では高齢者に関する論文は対象外としています。本書の目的は、ふつうの食品を何十年にもわたって食べることで健康にどんな影響を与えるかを明らかにすることであり、老化が相当に進んだ高齢者の体は若い人とは生理機能が異なると判断していることから、高齢者に関する論文は本書の対象外としています（メタアナリシスの選別条件については、CHAPTER3の3を参照）。

感染症

メタアナリシスが調査している感染症は、主に風邪です。風邪にはウイルス性と細菌性のものがありますが、メタアナリシスではこれらは区別されていません。対象疾患として風邪の次に論文数が多いのは中耳炎です。これは耳の鼓膜の奥に起こる炎症で、大部分は細菌の感染によるものです。

先天性異常

先天性異常にはいろいろありますが、メタアナリシスで対象となっている代表的な先天性異常として口唇口蓋裂《こうしんこうがいれつ》があります。これは、生まれつき上の唇や上あごが裂けている状態のことで、およそ500人に1人の割合で発生しています。もう一つの代表的な先天性異常に神経管欠損がありま す。これは妊娠初期に、おなかの胎児の脊髄と大脳がきちんと形成されない疾患で、麻痺や発達異常のほか、妊娠中の死産や出生後の突然死の大きな原因となるものです。

死亡率

メタアナリシスの中には、疾患の種類によらず死亡するリスクを調べているものがあります。つまり、生活習慣の異なる2つのグループのうちどちらが死亡率が高かったかを調べて、その生活習慣がよいか悪いかを評価するものです。通常、死亡率の算出にはすべての死亡原因を含めたデータを使います。

その他の疾患

虫歯や貧血、流産、自己免疫疾患などのように、これまでの分類に含まれない疾患については、「その他の疾患」としてまとめています。

CHAPTER 2

全メタアナリシス608報

1 肉と野菜 〜こんなにも両極端な食の真実〜

このCHAPTER2では、食と疾患リスクについて、これまで科学的に研究されたすべてのメタアナリシスを紹介しています。本書に付属のメタ・チャートには、これらすべてのメタアナリシスの結果がのっています。すべてのメタアナリシスを調べて「本当に健康になる食」の答えを求めることを、私はメタ栄養学と呼んでいます。メタ栄養学によってみえてくるのは次の3点です。

1. 野菜は多くの疾患の予防に効果的
2. 肉、脂質、炭水化物は要注意
3. 食品（野菜類）からとるビタミンなどは効果的だが、サプリは効果的とはいいがたい

これから紹介する第1項と第2項では、この3点のうち特に肉と野菜の効果のちがいを紹介します。これにより積極的に食べるとよいものと、逆にひかえめに味わって食べるべきものが明確にわ

かるようになります。動物と植物、肉食動物と草食動物、狩猟民族と農耕民族。このように、肉的なものと草的なものはとても対照的な存在です。そしてこの二つは現代までに行われた多くの疫学研究の結果、食と健康においてもまったく対照的であることがわかってきました。肉と野菜は、どちらも生きるために食べる食べものとしては大切なものです。しかし、生きるために必要なぶんの食料を得たあとでは、それ以上に肉を食べるのは健康を害すものであり、逆に野菜は健康を守るものであるといえるのです。それでは、ここからはいよいよ具体的にメタアナリシスの語る内容をみていきましょう。

第1項　肉

メタ・チャートが示すように、肉は多くの疾患の発症リスクを増加させます。そのうち、おそらく最も目を引くのが「肉とがん」の関係でしょう。がんとは遺伝子の異常が積み重なることでふつうの細胞が悪性の細胞となっていき、そのがん細胞が増殖しつづけ、体をむしばみ破壊するという恐ろしい病気です。がんの恐ろしさとは、それが発生する場所（大腸や肺や胃など）よりも、「悪性化する」ということ自体にあります。「悪性になる」とは、一言でいうとがんが体内のほかの場所に転移することです。多くの場合、転移が確認されると末期とみなされます。したがって、いかにしてがんが転移する前に抑え、取りのぞくことができるかが治療における勝負となります。がんは早期発見が大事だといわれる理由です。しかし当然ながら、がんになってから治療に懸命になるよりも、がんにならないようにするという予防の努力のほうがずっと大事なことです。毎日の食事ががんとどのように関係しているかを教えてくれるのが、これまでに発表されているメタアナリシスです。がんに関するメタアナリシスは論文数が特に多いため、この本では大腸がん、前立腺がん、乳がん、そしてそれ以外のがんの４つの区分にわけて紹介します。それでは、まずは「肉と大腸がん」の関係について紹介します。

1―1項　肉・タンパク質と大腸がん

肉の表をみると、ほとんどの論文で判定結果が「＋」となっていることから、肉を多くとる人は大腸がんになりやすいことがよくわかります。この表のうちで注目すべきは一番上の論文です。日本人を対象にしたこの論文では、４つのコホート研究を統合し、26万人ぶんのデータを分析した結果、赤肉を多くとる人は大腸がんになるリスクが20％高いことが示されています。コホート研究とは、疫学研究のうち、通常10年前後、長いものでは20年、30年と長期にわたって調べた研究です。より精度の高い結果が得られます。

肉の表の下側のタンパク質の表をみると、ヘムのように赤肉に含まれる成分を多くとる人（つまり赤肉を多くとる人）は大腸がんになりやすいという結果となっています。しかし、メチオニンや

表 1-1 肉・タンパク質と大腸がんのメタアナリシス一覧

◎肉

調査項目	対象疾患	判定	発表年	PubMed ID
赤肉[※1]	結腸直腸がん（日本人）	+	2014	24842864
赤肉	結腸直腸がん	+	2013	23563998
白肉（魚、鶏肉）	結腸直腸腺腫	0	2013	23375344
赤肉、加工肉[※2]	結腸直腸がん	+	2011	21674008
赤肉	結腸直腸がん	+	2011	21540747
加工肉	結腸直腸がん	+	2010	20495462
赤肉、加工肉	結腸直腸がん	++	2006	16991129
赤肉、加工肉	結腸直腸がん	++	2002	11857415
赤肉	結腸直腸がん	+	2001	11352852
加工肉	結腸直腸がん	++	2001	11352852

◎タンパク質

調査項目	対象疾患	判定	発表年	PubMed ID
メチオニン[※3]	結腸がん	−−	2014	24340103
ヘム[※4]	結腸直腸がん	+	2014	24243555
ヘム	結腸直腸がん	+	2013	23568532
ヘム	結腸直腸がん	+	2011	21209396
動物性タンパク質[※5]	結腸直腸がん	?	2009	19261724

メタアナリシスとは、疫学研究（人々の生活習慣と疾患の発生率について調べた研究）を複数統合したもの。「食と疾患」の研究論文の最高峰。

対象疾患の説明はCHAPTER1の3を参照。判定の見方は表A（33ページ）を参照。

※1 赤肉とは主に牛肉のことで、馬肉や羊肉も含まれます。

※2 加工肉とはハムやソーセージなどの加工された肉製品です。

※3 メチオニンとはアミノ酸の一種であり、タンパク質の成分です。肉だけでなく魚や豆類、乳製品にも豊富に含まれています。

※4 ヘムは赤血球や筋肉に含まれる重要な成分であり、赤肉に多く含まれています。ヘムは正確にはタンパク質ではありませんが、本書ではタンパク質の仲間として扱います。

※5 赤肉のように大腸がんのリスクが高いという結果とならなかったのは、動物性タンパク質を多くとる人が、必ずしも赤肉ばかりを食べていないことが理由だと考えられます。動物性タンパク質を含む食品には赤肉以外にも鶏肉やたまご、牛乳、魚などがあり、これらは比較的よい食品です（第7項と第8項を参照）。

表 1-2 肉と前立腺がんのメタアナリシス一覧

調査項目	対象疾患	判定	発表年	PubMed ID
赤肉[※1]	前立腺がん	0	2010	21044319
加工肉[※1]	前立腺がん	?+	2010	21044319

※1 赤肉とは主に牛肉のことです。加工肉とはハムやソーセージなどの肉製品です。

動物性タンパク質のように、赤肉以外の食品にも含まれる成分の場合は、赤肉の場合とは異なる研究結果となっています。

1-2項　肉と前立腺がん

表をみると、前立腺がんに対しては、肉の影響はあまりないようです。

1-3項　肉・タンパク質と乳がん

肉の表を全体的にみると、肉によって乳がんになるリスクが増加するという結果が目立ちます。最も新しい2011年の論文でも判定は「＋」であることから、やはり肉を多くとることで乳がんになりやすいのは確かでしょう。

タンパク質の表をみると、タンパク質の成分で

表1-3　肉・タンパク質と乳がんのメタアナリシス一覧

◎肉

調査項目	対象疾患	判定	発表年	PubMed ID
赤肉、加工肉※1	乳がん	+	2011	21110906
赤肉	乳がん	?	2009	19543971
肉（赤肉、豚肉、鶏肉）	乳がん	++	2003	14583769
肉類全般（鶏肉、魚を含む）	乳がん	0	2002	11914299
肉（赤肉、豚肉、鶏肉）	乳がん	++	1993	8353053

◎タンパク質

調査項目	対象疾患	判定	発表年	PubMed ID
メチオニン※2	乳がん	−	2013	23907430

メタアナリシスとは、疫学研究（人々の生活習慣と疾患の発生率について調べた研究）を複数統合したもの。「食と疾患」の研究論文の最高峰。

対象疾患の説明はCHAPTER1の3を参照。判定の見方は表A（33ページ）を参照。

※1 赤肉とは主に牛肉のことです。加工肉とはハムやソーセージなどの肉製品です。

※2 メチオニンとはアミノ酸の一種であり、タンパク質の成分です。肉だけでなく魚や豆類、乳製品にも豊富に含まれています。

あるメチオニンを多くとる人は乳がんになるリスクが低いという結果があります。これは、肉以外の食品が影響していると考えられます。メチオニンは肉以外にも魚や豆類、乳製品にも豊富に含まれており、大豆や牛乳には乳がんの予防効果があることがわかっています（2−3項と8−3項を参照）。

1−4項　肉・タンパク質とその他のがん

肉の表をみると、判定の多くが「＋」となっていることから、肉を多くとる人はがんになりやすいことがわかります。なかには妊娠中に加工肉を多くとる場合、生まれた子が脳腫瘍になりやすいという論文もあります。しかし、肉はすべて悪いとはいえず、鶏肉などはむしろがんの予防効果がみられるという結果もあります。

データの規模が大きな論文として、赤肉と食道がんについて調べた2013年の論文（ID：23467465）を紹介します。この論文では、4つのコホート研究（高精度の疫学研究）を統合し、115万人ぶんのデータを分析した結果、赤肉を多くとる人は食道がんになるリスクが26％高いことが示されています。これはデータの規模が大きな論文であり、結果の信頼性は高いといえます。

一方、タンパク質の表をみると、肉のように「＋」の結果はみられません。タンパク質を肉ではなく大豆からとる場合は、肉のように肺がんのリスクが増加することはないという結果となってい

表 1-4　肉・タンパク質とその他のがんのメタアナリシス一覧

◎肉

調査項目	対象疾患	判定	発表年	PubMed ID
赤肉	胃がん	?	2014	24682372
鶏肉	肝細胞がん	− −	2014	24588342
赤肉、加工肉※1	食道がん	+	2014	24395380
豚肉、鶏肉	食道がん	−	2014	24395380
赤肉、加工肉	食道扁平上皮がん	+ +	2013	24176821
加工肉	胃がん	+	2013	23967140
赤肉、加工肉	食道がん	+	2013	23590703
赤肉	食道がん	+ +	2013	23467465
赤肉、加工肉	食道腺がん	?	2013	23179661
肉（赤肉、加工肉、鶏肉、魚）	肺がん	+ +	2012	22855553
加工肉（50g／日）	すい臓がん	+	2012	22240790
赤肉、加工肉	胆のうがん	+	2012	21607770
赤肉、加工肉	卵巣がん	?+	2011	21343939
加工肉	卵巣がん	+ +	2010	20392889
赤肉（牛肉、豚肉、レバー）	腎臓がん	0	2009	19303221
加工肉	腎臓がん	+	2009	19303221
肉（赤肉、鶏肉、加工肉）	腎臓がん	+	2007	17242980
赤肉	子宮体がん	+ +	2007	17638104
加工肉（30g／日）	胃がん	+	2006	16882945
妊娠中の加工肉	子の脳腫瘍	+ +	2004	14739572
加工肉	脳腫瘍	+	2003	14533876

◎タンパク質

調査項目	対象疾患	判定	発表年	PubMed ID
大豆タンパク質	肺がん	0	2013	23859029
総タンパク質	腎細胞がん	?+	2008	19033572

メタアナリシスとは、疫学研究（人々の生活習慣と疾患の発生率について調べた研究）を複数統合したもの。「食と疾患」の研究論文の最高峰。

対象疾患の説明はCHAPTER1の3を参照。判定の見方は表A（33ページ）を参照。

※1 赤肉とは主に牛肉のことです。加工肉とはハムやソーセージなどの肉製品です。

ます。

1―5項　肉と心臓疾患

表をみると、加工肉をとる人は心臓疾患になりやすいという論文が1報あります。4つのコホート研究（高精度の疫学研究）を統合し、60万人ぶんのデータを分析した結果、加工肉を1日50gとる人は心臓疾患になるリスクが42％も高いことが示されています。

タンパク質の表には、ヘムについて調べた論文が2報あります。ヘムとは正確にはタンパク質ではありませんが、赤血球や筋肉に含まれる重要な成分であり、赤肉に多く含まれています。つまりこれら2報の論文の結果からは、赤肉を多くとることで心臓疾患になりやすくなることが考えられます。

表 1-5　肉・タンパク質と心臓疾患のメタアナリシス一覧

◎肉

調査項目	対象疾患	判定	発表年	PubMed ID
加工肉（50g／日）※1	心臓血管疾患	＋＋	2013	23001745

◎タンパク質

調査項目	対象疾患	判定	発表年	PubMed ID
ヘム※2	冠動脈性心疾患	＋＋＋	2014	24401818
ヘム	冠動脈性心疾患	＋＋	2014	23708150

※1 加工肉とはハムやソーセージなどの肉製品です。
※2 ヘムは赤血球や筋肉に含まれる重要な成分であり、赤肉に多く含まれています。ヘムは正確にはタンパク質ではありませんが、本書ではタンパク質の仲間として扱います。

1－6項　肉と脳卒中

肉の表をみると、肉を多くとる人は脳卒中になりやすいことがわかります。その一方で、タンパク質について調べた論文では、タンパク質をよくとるほうが脳卒中の予防になるという結果となっています。CHAPTER4の表Kでも紹介していますが、タンパク質は肉のほか、豆類、穀物にも多く含まれています。タンパク源として肉以外の食品にも注目するのがよいでしょう（CHAPTER4の1「タンパク質をとるためには肉も必要では？」を参照）。

1－7項　肉・タンパク質と糖尿病

表をみると、肉を多くとる人は糖尿病になりやすいことがわかります。その影響は、赤肉よりも加工肉で顕著です。

1－8項　タンパク質と骨折

表をみると、タンパク質を多くとることと骨折との関係は、なにもわかっていないのが現状だと

第1項

表 1-6　肉・タンパク質と脳卒中のメタアナリシス一覧

◎肉

調査項目	対象疾患	判定	発表年	PubMed ID
赤肉、加工肉※1	脳卒中	＋	2013	23169473
赤肉、加工肉（1サービング※2／日）	脳卒中	＋	2012	22851546

◎タンパク質

調査項目	対象疾患	判定	発表年	PubMed ID
タンパク質	脳卒中	－－	2014	24920855

メタアナリシスとは、疫学研究（人々の生活習慣と疾患の発生率について調べた研究）を複数統合したもの。「食と疾患」の研究論文の最高峰。

対象疾患の説明はCHAPTER1の3を参照。判定の見方は表A（33ページ）を参照。

※1 赤肉とは主に牛肉のことです。加工肉とはハムやソーセージなどの肉製品です。

※2 サービングとは、アメリカでよく使われている、1回に食べる量の目安です。赤肉の1サービングとは100g～120gであり、加工肉の1サービングはおよそ50gです。

表 1-7　肉・タンパク質と糖尿病(2型)のメタアナリシス一覧

◎肉

調査項目	対象疾患	判定	発表年	PubMed ID
赤肉(100g／日)※1	糖尿病	＋	2013	23001745
加工肉(50g／日)※1	糖尿病	＋＋＋	2013	23001745
赤肉(100g／日)	糖尿病	＋	2011	21831992
加工肉(50g／日)	糖尿病	＋＋＋	2011	21831992

◎タンパク質

調査項目	対象疾患	判定	発表年	PubMed ID
ヘム※2	糖尿病	＋＋	2013	23046549

※1 赤肉とは主に牛肉のことです。加工肉とはハムやソーセージなどの肉製品です。

※2 ヘムは赤血球や筋肉に含まれる重要な成分であり、赤肉に多く含まれています。ヘムは正確にはタンパク質ではありませんが、本書ではタンパク質の仲間として扱います。

表 1-8　タンパク質と骨折のメタアナリシス一覧

調査項目	対象疾患	判定	発表年	PubMed ID
総タンパク質、動物性タンパク質	股関節の骨折	？	2009	19889822

わかります。

1-9項　肉と死亡率

表をみると、肉を多くとる人は死亡率が高いことがわかります。表の論文のうち最も大きなデータを分析しているのは一番上の論文です。13のコホート研究（高精度の疫学研究）を統合し、167万人ぶんのデータを分析した結果、加工肉を多くとる人は死亡率が22％高いことが示されています。また、肉について調べた2013年の論文では、7つのコホート研究を統合し、70万人ぶんのデータを分析した結果、肉（主に赤肉）を多くとる人は死亡率が17％高いことが示されています。どちらも統合しているデータの規模は大きいため信頼性のある結果です。なお論文をくわしくみると、死亡原因として多いのは心臓疾患、脳卒中とがんでした。先の項でも、赤肉や加工肉によってこれらの疾患になりやすくなることが多くのメタアナリシスで示されていることを紹介しましたが、死亡率が高くなるのはこれらの疾患になりやすくなるためでしょう。

表 1-9　肉と死亡率のメタアナリシス一覧

調査項目	対象疾患	判定	発表年	PubMed ID
加工肉※1	死亡率	＋	2014	24932617
加工肉	死亡率	＋	2014	24148709
肉（主に赤肉※1）、加工肉	死亡率	＋	2013	23865702

メタアナリシスとは、疫学研究（人々の生活習慣と疾患の発生率について調べた研究）を複数統合したもの。「食と疾患」の研究論文の最高峰。

対象疾患の説明はCHAPTER1の3を参照。判定の見方は表A（33ページ）を参照。

※1 赤肉とは主に牛肉のことです。加工肉とはハムやソーセージなどの肉製品です。

1―10項　肉についての結論

以上のように、肉と疾患リスクについてのメタアナリシスの大部分は、肉を食べる人はがん、心臓疾患、脳卒中、そして糖尿病になるリスクが高いという結果を示していました。それ以外の疾患では、肉の影響についてはメタアナリシスがほとんど行われていないため、はっきりしたことはわかっていません。つまり、神経疾患やアレルギーなどに対し、肉がどのように影響するかについては科学的にわからないというのが現在の状況です。しかし私は、肉によってこれほど多くの種類のがんになるリスクが高まり、またがんとは病理が異なる脳卒中や糖尿病までもリスクが高くなるのだから、その他の疾患においてもリスクが高くなってもおかしくないと思っています。さらに、病気を発症する前段階を含めて考えると、肉によって考えられるQOL（生活の質）の低下は深刻な問題でしょう。人はあるとき突然がんになるのではありません。多くの場合、体中の細胞や組織への酸化的ストレスや遺伝子の異常が積み重なるなどして体への負荷が蓄積し、それが時間をかけて体を侵食し、消耗させて元気を奪い、その結果として医師ががんと診断できるほどの異常が体に現れるというプロセスをたどるものです。ならば、がんと診断されるというのは、体が長い間負荷にさらされた結果なのであって、その間の体の疲れ、だるさ、元気が出ない、はっきりしない体の不調なども、発症したがんに負けるとも劣らない苦しみであり、不幸なことでしょう。その意味で、現代の過剰な肉の消費は社会に深刻な影響を与えていると私は思います。それに対する特効薬ともいうべきものが野菜なのです。

第2項　野菜・果物

野菜のメタアナリシスは、メタ・チャートをみてもわかるようにかなりの数の論文が発表されています。それらの大部分は青色となっており、かなりの健康効果が期待できることが一目でわかります。また果物についてもほとんどが青色です。

2–1項　野菜・果物と大腸がん

表をみると、野菜についてのメタアナリシスの結果は肉とはまったく逆に、大腸がんの予防に効果的であることが歴然としています。野菜について調べた2011年の論文は、表のうちで最も大きなデータを分析しています。19のコホート研究を統合し、169万人ぶんのデータを分析した結果、野菜をよくとる人は大腸がんになるリスクが9%低いことが示されています。これはデータの規模がとても大きな論文であり、結果の信頼性はかなり高いといえます。なおコホート研究とは、疫学研究のうち、通常10年前後、長いものでは20年、30年と長期にわたって調べた研究です。より精度の高い結果が得られます。

アブラナ科の野菜について調べた2013年の論文も、大きな規模のデータを分析しています。11のコホート研究を統合し、130万人ぶんのデータを分析した結果、アブラナ科の野菜をよくとる人は大腸がんになるリスクが7%低いことが示されています。アブラナ科の野菜とは、キャベツ、大根、カブ、白菜、ブロッコリー、小松菜、菜の花、チンゲン菜などの私たちに身近な野菜です。

大豆食品に関する論文では、女性と男性で大腸がん予防の効果が異なり、女性でのみ予防効果があるという結果になっています。大豆には女性ホルモンと似た働きをするイソフ

表 2-1 野菜・果物と大腸がんのメタアナリシス一覧

◎野菜

調査項目	対象疾患	判定	発表年	PubMed ID
アブラナ科の野菜	結腸がん	−	2014	24341734
豆類	結腸直腸腺腫	−	2013	23826270
野菜	結腸直腸がん	−	2013	23563998
アブラナ科の野菜	結腸直腸がん	−	2013	23211939
野菜	結腸直腸がん	−	2011	21600207
野菜	結腸がん	?−	2007	17895473
にんにく	結腸直腸がん	−	2000	11010950

◎大豆食品

調査項目	対象疾患	判定	発表年	PubMed ID
大豆食品	結腸直腸がん（女性）	−−	2010	20056634
大豆食品	結腸直腸がん（男性）	?	2010	20056634

◎果物

調査項目	対象疾患	判定	発表年	PubMed ID
果物	結腸直腸がん	−	2011	21600207
果物	結腸がん	?−	2007	17895473

メタアナリシスとは、疫学研究（人々の生活習慣と疾患の発生率について調べた研究）を複数統合したもの。「食と疾患」の研究論文の最高峰。

対象疾患の説明はCHAPTER1の3を参照。判定の見方は表A（33ページ）を参照。

ラボンが含まれています。ホルモンの異常はがんと関係があるといわれており、この論文の結果もホルモンが関係しているのかもしれません。

2－2項　野菜と前立腺がん

表をみると、野菜のうち特に大豆食品は前立腺がんの予防に効果的であることが示されています。さらに、大豆食品のなかでも発酵の有無によって予防効果にちがいがあります。２００９年の論文(ID：19211820)をみると、非発酵の大豆食品でのみ予防効果が確認されています。発酵大豆食品といえば、みそ、納豆、しょうゆがあり、非発酵の大豆食品には豆腐、豆乳、きなこ、煮豆などがあります。

2－3項　野菜・果物と乳がん

表をみると、野菜よりも大豆食品と果物が、乳がんの予防により効果的であることがわかります。果物について調べた２０１２年の論文では、10のコホート研究（高精度の疫学研究）を統合し、79万人ぶんのデータを分析した結果、果物をよくとる人は乳がんになるリスクが８％低いことが示されています。表にはのせていませんが、この論文では野菜と果物の両方を多くとる人は乳がんにな

表 2-2 野菜と前立腺がんのメタアナリシス一覧

◎野菜

調査項目	対象疾患	判定	発表年	PubMed ID
ねぎ属※1	前立腺がん	−	2013	23991965
生トマト※2	前立腺がん	?	2013	23883692
アブラナ科の野菜※3	前立腺がん	?−	2012	22121852
生トマト	前立腺がん	−	2004	15006906

◎大豆食品

調査項目	対象疾患	判定	発表年	PubMed ID
大豆食品(特にとうふ)	前立腺がん	−	2009	19838933
非発酵大豆食品	前立腺がん	−	2009	19211820
発酵大豆	前立腺がん	?	2009	19211820
非発酵大豆製品	前立腺がん	−	2005	15945102

※1 ねぎ属には、たまねぎ、にんにく、にら、エシャロット、葉ねぎなどがあります。
※2 生トマトについて調べた論文が2013年と2004年に発表されています。しかし一般的にメタアナリシスは発表年が新しいほど信頼性が高くなるため、生トマトによる前立腺がんの予防効果は現時点でははっきりしていないといえます。
※3 アブラナ科の野菜とは、キャベツ、大根、カブ、白菜、ブロッコリー、小松菜、菜の花、チンゲン菜などの私たちに身近な野菜です。

表 2-3 野菜・果物と乳がんのメタアナリシス一覧

◎野菜

調査項目	対象疾患	判定	発表年	PubMed ID
野菜	乳がん(ER陰性型)※1	−	2013	23349252
野菜	乳がん	0	2012	22706630
野菜	乳がん	0	2001	11176915
野菜	乳がん	−	2000	10738129

◎大豆食品

調査項目	対象疾患	判定	発表年	PubMed ID
大豆食品	乳がん	−	2006	17330506
大豆	乳がん	−	2006	16595782

◎果物

調査項目	対象疾患	判定	発表年	PubMed ID
果物	乳がん(中国人)	−−	2014	24606455
果物	乳がん	−	2012	22706630
果物	乳がん	−	2001	11176915

※1 乳がんにはER陽性型と陰性型の二つがあり、患者の8割が陽性型で、残る2割がER陰性型であることが知られています。2013年のこの論文では、陰性型に限定して野菜との関係を調べています。

るリスクが11％低いことも示されています。これは、程度は小さいものの野菜にも乳がんの予防効果があることを意味しています。

2－4項　野菜・果物とその他のがん

表をみると、野菜や大豆食品、そして果物にさまざまながんの予防に効果的であることがわかります。その一方で、発酵大豆食品や漬物を多くとる人はがんになりやすいという結果となっています。発酵大豆食品とは、納豆やみそ、しょうゆのことですが、これらによって胃がんになるリスクが高くなるという論文がある一方、とうふや煮豆などの非発酵大豆食品では胃がんのリスクが低くなるという正反対の結果となっています。これらの論文の著者は、塩分が影響しているかもしれないと述べています。確かにみそやしょうゆには多くの塩分が含まれています。それを裏付けるように、塩分によって胃がんのリスクが大きく上がることを示したメタアナリシスもあります（11－1項を参照）。

漬物とは、塩をはじめ、しょうゆ、みそ、甘酢、ぬかなどに野菜を漬けて、保存性とおいしさを高めたものですが、漬物を多くとる人は胃、食道、咽頭（のどのあたり）のがんになるリスクが高いという結果が報告されています。なお、論文をくわしくみるとこのようなリスクの増加は特に中国と韓国で顕著であり、日本ではそれほど大きなリスク増加はみられませんでした。これは漬物を

表 2-4 野菜・果物とその他のがんのメタアナリシス一覧

◎野菜

調査項目	対象疾患	判定	発表年	PubMed ID
アブラナ科の野菜※1	卵巣がん	?	2014	24444040
アブラナ科の野菜	腎細胞がん	−	2013	24204579
アブラナ科の野菜	肺がん(女性)	−	2013	23553059
アブラナ科の野菜	胃がん	?−	2013	23679348
トマト製品	胃がん	−	2013	23352874
アブラナ科の野菜	腎細胞がん	−	2013	23859034
アブラナ科の野菜	胆のうがん	−	2013	22391648
野菜	食道扁平上皮がん	−−	2013	23319052
野菜	悪性リンパ腫	−	2013	23238796
野菜	すい臓がん	0	2012	22875754
野菜	すい臓がん	?−	2012	22018953
ねぎ属※2	胃がん	−−−	2011	21473867
生野菜	胃がん	−−	2009	19860848
野菜	胃がん	−−	2007	17554204
野菜	子宮体がん	−	2007	17571962
野菜	口腔がん	−−	2006	16685056
非保存野菜※3	鼻咽頭がん	−−	2006	16570274
野菜	胃がん	−−	2005	16351501
にんにく	胃がん	−−	2000	11010950
野菜不足※4	胆のうがん	+	2000	10752797

◎大豆食品

調査項目	対象疾患	判定	発表年	PubMed ID
大豆	肺がん	−	2012	23097255
大豆	肺がん	−	2011	22071712
非発酵大豆食品	胃がん	−−	2011	21070479
大豆	子宮体がん、卵巣がん	−−	2009	19775307
非発酵大豆食品	胃がん	−	2000	11045787

◎発酵大豆食品

調査項目	対象疾患	判定	発表年	PubMed ID
発酵大豆食品	胃がん	+	2011	21070479
発酵大豆食品	胃がん	+	2000	11045787

(次ページにつづく)

(表2-4のつづき)

◎漬物

調査項目	対象疾患	判定	発表年	PubMed ID
漬物野菜	胃がん	＋＋	2012	22499775
漬物野菜	胃がん	＋	2009	19860848
漬物野菜	食道がん	＋＋＋	2009	19862003
保存野菜※3	鼻咽頭がん	＋＋＋	2006	16570274

◎果物

調査項目	対象疾患	判定	発表年	PubMed ID
果物	胃がん	−	2014	24613128
果物	食道扁平上皮がん	−−	2013	23319052
果物	すい臓がん	0	2012	22875754
かんきつ類	すい臓がん	−	2009	18824947
果物	子宮体がん	?	2007	17571962
果物	胃がん	−−	2007	17554204
果物	口腔がん	−−	2006	16685056
果物	胃がん	−−−	2005	16351501
果物不足※4	胆のうがん	＋＋	2000	10752797

メタアナリシスとは、疫学研究（人々の生活習慣と疾患の発生率について調べた研究）を複数統合したもの。「食と疾患」の研究論文の最高峰。

対象疾患の説明はCHAPTER1の3を参照。判定の見方は表A（33ページ）を参照。

※1 アブラナ科の野菜とは、キャベツ、大根、カブ、白菜、ブロッコリー、小松菜、菜の花、チンゲン菜などの私たちに身近な野菜です。

※2 ねぎ属には、たまねぎ、にんにく、にら、エシャロット、葉ねぎなどがあります。

※3 保存野菜とは塩漬けや発酵した漬物、缶詰などのことです。非保存野菜とはそれ以外の野菜です。

※4 この論文の結果は、「野菜／果物をよくとる人は胆のうがんになるリスクが低い」と同じ意味です。そのため、メタ・チャートではこの判定結果を青色で表示しています。

表 2-5 野菜・果物と心臓疾患のメタアナリシス一覧

◎野菜

調査項目	対象疾患	判定	発表年	PubMed ID
野菜と果物	冠動脈性心疾患	−	2007	17443205
野菜と果物（1サービング※1／日）	冠動脈性心疾患	−	2006	16988131
野菜と果物	心臓疾患	−	1998	9725654

◎果物

調査項目	対象疾患	判定	発表年	PubMed ID
果物（1サービング／日）	冠動脈性心疾患	−	2006	16988131

※1 サービングとは食べる量の目安としてアメリカでよく使われている単位です。野菜・果物の1サービングは約70g[27]です。（参考：Mサイズのみかんの中身は約70g）

とる量が理由かもしれません。1日にとる漬物（塩を使ったもの）の量は、韓国では200g以上なのに対して、日本の場合は約40gとなっています。一般的には漬物や発酵大豆食品は毎日たくさん食べるものではなく、特に日本では食事全体からみると少量なので、過度な心配は不要だと思います。また、漬物や発酵大豆食品について心配すべきは主に胃がんなので、胃がん予防の効果がある他の野菜をたくさん食べることにより心配を減らすことができるでしょう。表の論文をみると、野菜、果物をはじめ、ねぎ属やとうふなどの非発酵大豆食品によって胃がんのリスクが大きく下がることがわかります。

2-5項　野菜・果物と心臓疾患

表をみると、野菜と果物は心臓疾患の予防に効果的であることがわかります。冠動脈性心疾患とは、心筋梗塞や狭心症などのことです。これらはいずれも、問題のある生活習慣がつづくことで動脈硬化が進み、その結果として心臓の血管である冠動脈がつまるなどにより発症するものです。この表のうち最も新しい2007年の論文では、野菜と果物を多くとることと心臓疾患の関係を調べています。具体的には野菜と果物を350g以上とる人と、210g以下しかとらない人とで比較しています。13のコホート研究（高精度の疫学研究）を統合し、平均11年にわたって調査した28万人ぶんのデータを分析した結果、野菜と果物をよくとる人は冠動脈性心疾患になるリスクが17％低いことが示されています。

2－6項　野菜・果物と脳卒中

表をみると、野菜と果物は脳卒中の予防に効果的であることがわかります。表の論文のうち最も大きなデータを分析しているのは2014年の論文です。20のコホート研究（高精度の疫学研究）を統合し、76万人ぶんのデータを分析した結果、野菜をよくとる人は脳卒中になるリスクが14％低く、果物の場合は23％低いことが示されています。

2－7項　野菜・果物と糖尿病

表の一番上の2012年の論文では、野菜と果物をよくとる人は糖尿病になるリスクが7％低いことが示されています。さらに2010年の論文では、野菜の

表2-6　野菜・果物と脳卒中のメタアナリシス一覧

◎野菜

調査項目	対象疾患	判定	発表年	PubMed ID
野菜	脳卒中	ー	2014	24811336
野菜と果物	脳卒中	ーー	2006	16443039
野菜と果物（1サービング※1／日）	脳卒中	ー	2005	16247045

◎果物

調査項目	対象疾患	判定	発表年	PubMed ID
果物	脳卒中	ーー	2014	24811336
果物（1サービング／日）	脳卒中	ー	2005	16247045

メタアナリシスとは、疫学研究（人々の生活習慣と疾患の発生率について調べた研究）を複数統合したもの。「食と疾患」の研究論文の最高峰。

対象疾患の説明はCHAPTER1の3を参照。判定の見方は表A（33ページ）を参照。

※1サービングとは食べる量の目安としてアメリカでよく使われている単位です。野菜・果物の1サービングは約70gです。（参考：Mサイズのみかんの中身は約70g）

第2項

うち特に緑色の葉物野菜について調べたところ、糖尿病になるリスクが14％低いことがわかりました。２型糖尿病は、糖分のとりすぎや肥満によって発症するとされ、発症後も糖分のとりすぎをきびしく管理することが求められる病気です。野菜と一言でいってもじゃがいもや、にんじん、かぼちゃ、とうもろこしといった糖分の高いものもあります。したがって２０１０年の論文のように、糖分の低い葉物野菜にしぼって分析することで、糖尿病の予防効果がより大きいことがわかったのでしょう。実際に、糖分の高い食品について調べたメタアナリシスでは、それらを多くとる人は糖尿病になるリスクが高いことが示されています（本章６－５項を参照）。

果物の論文でも興味深い結果が得られています。２０１３年の論文では、３つのコホート研究（高精度の疫学研究）を統合し、19万人ぶんのデータを分析したところ、果物を多くとっても糖尿病のリスクは高くなりませんでしたが、果物ジュースを多くとる場合では糖尿病のリスクが８％高いことが示されています。果物はジュースでとるよりもそのままとるほうが健康的

表 2-7 野菜・果物と糖尿病(2 型)のメタアナリシス一覧

◎野菜

調査項目	対象疾患	判定	発表年	PubMed ID
野菜と果物	糖尿病	−	2012	22854878
緑色の葉物野菜	糖尿病	−	2010	20724400
野菜と果物	糖尿病	?	2007	17984654

◎果物

調査項目	対象疾患	判定	発表年	PubMed ID
果物	糖尿病	0	2013	23990623
果物ジュース	糖尿病	+	2013	23990623

であることを示す研究結果です。

2－8項　野菜・果物とぜんそく

表をみると、野菜や果物はぜんそくの予防に効果的であることがわかります。果物について調べた2014年の論文では、5つのコホート研究（高精度の疫学研究）を統合し、1万3千人分のデータを分析した結果、果物をよくとる人はぜんそくになるリスクが22％低いことが示されています。表の論文はどれもデータの規模がそれほど大きくないため、今後さらに多くのデータを統合することで、より確定的な結果を得ることができるでしょう。

2－9項　野菜と感染症

表の論文は、エキナセアという日本ではなじみのない

表 2-8　野菜・果物とぜんそくのメタアナリシス一覧

◎野菜

調査項目	対象疾患	判定	発表年	PubMed ID
野菜	ぜんそく	−	2014	24947126

◎果物

調査項目	対象疾患	判定	発表年	PubMed ID
果物	ぜんそく	−−	2014	24947126
果物	ぜん鳴※1	−	2011	21185068
果物	ぜん鳴	?−	2010	20522849

メタアナリシスとは、疫学研究（人々の生活習慣と疾患の発生率について調べた研究）を複数統合したもの。「食と疾患」の研究論文の最高峰。

対象疾患の説明はCHAPTER1の3を参照。判定の見方は表A（33ページ）を参照。

※1 ぜん鳴《めい》とは、ヒューヒューゼーゼーという音をともなった呼吸困難の状態であり、ぜんそくの主症状のことです。

植物についてです。これはアメリカ原産のキク科のハーブで、風邪予防によく使われています。２００６年の論文では、３つの臨床試験を統合した結果、エキナセアをとることで風邪を発症するリスクが大きく減少することが示されています。この臨床試験では人に風邪のウイルスを投与し、エキナセアを与えたグループとプラセボ（ニセ薬）を与えたグループとにわけて風邪を発症した割合をくらべています。驚きの検証方法ですね。

2−10項　野菜・果物と死亡率

表をみると、野菜や果物には死亡率を下げる効果があることがわかります。表の2つの結果は1報の論文からのものです。この論文では、16のコホート研究（高精度の疫学研究）を統合し、83万人分のデータを分析した結果、野菜をよくとる人は、すべての死因を含めた死亡率が5％低く、果物の場合は6％低いことが示されていま

表 2-9　野菜と感染症のメタアナリシス一覧

調査項目	対象疾患	判定	発表年	PubMed ID
エキナセア	風邪	−−	2007	17597571
エキナセア	風邪	−−−	2006	16678640

表 2-10　野菜・果物と死亡率のメタアナリシス一覧

◎野菜

調査項目	対象疾患	判定	発表年	PubMed ID
野菜	死亡率	−	2014	25073782

◎果物

調査項目	対象疾患	判定	発表年	PubMed ID
果物	死亡率	−	2014	25073782

す。

2－11項　野菜・果物についての結論

以上のように、野菜・果物と疾患リスクについてはかなり多くのメタアナリシスが発表されており、がんをはじめ、心臓疾患、脳卒中、糖尿病の予防に効果的であることがわかります。野菜の中では例外的に、発酵大豆食品と漬物によって胃がんなどのリスクが高くなるという結果がありますが、それを除くと、野菜・果物の効果はきれいに肉の影響の正反対となっています。このような対照的な結果をみると、動物を食べるのと植物を食べるのとでは人の生き方として正反対だと思えるほど体への影響が異なることがわかります。このように、メタアナリシスを集めて調べるメタ栄養学によって、「本当に健康になる食」の答えが浮かび上がってくるのです。

また、第1項の結論でも述べたように、病気になる前段階の健康状態について考えると、野菜や果物をとる意味は非常に大きいと思います。心臓疾患と脳卒中はどちらも血管に関する病であり、血圧や血中脂質の異常によって動脈硬化などが進行し、心臓や脳の血管がつまったり破れたりするという深刻なものです。これらの疾患になるリスクが野菜と肉とでは正反対であることから、血圧や血中脂質などへの影響も正反対であることが十分に考えられます。野菜不足によって血液の成分が悪い状態となれば、それによって体が重たく感じたり、疲れがとれない、しんどい、気持ちが晴れないといった病気といえない不調が起こることは当然なのではないでしょうか。現代はこのような病気といえない体の不調が世の中にまん延しているように思います。それは、CHAPTER1でも述べたように、年々進行する野菜不足が大きな原因ではないかと思うのです。それを自覚する人が増えているためか、最近はカフェやコンビニのメニューにも野菜をあつかったものが多くなってきました。野菜ジュースもよく売れている様子です。しかし、それと同時に多くの人は「健康のために」といってサプリメントを求めている状況があります。街のいたるところで健康効果をうたうサプリや食品の広告があり、テレビや新聞などでも〝健康食品〟の広告を目にしない日はありません。サプリによって本当に健康効果が出るのなら私は文句はいいません。しかし次の項で述べるように、メタ栄養学がはっきりと示すのは、サプリメントの効果が不確かであるとともに、野菜の大切さを示すさらなる証拠なのです。

2 サプリ vs 食品からとる栄養 ～野菜が大事であることの証明～

この本では、食と疾患リスクについてこれまで科学が明らかにしてきたすべてのメタアナリシスを紹介しています。本書に付属のメタ・チャートにのっているのが、これらすべてのメタアナリシスの結果です。すべてのメタアナリシスをみることによって「本当に健康になる食」の答えを求めることを、私はメタ栄養学と呼んでいます。メタ栄養学によってみえてくるのは次の3点です。

1. 野菜は多くの疾患の予防に効果的
2. 肉、脂質、炭水化物は要注意
3. 食品（野菜類）からとるビタミンなどは効果的だが、サプリは効果的とはいいがたい

特にこの3点目について明らかにしているのが、これから紹介する第3項と第4項のメタアナリシスです。これらの論文では、ビタミン・ミネラルを食品からとる場合には大きな健康効果があり

ますが、ビタミン・ミネラルをサプリでとる場合は、その効果は不確かであるだけでなく、多くの論文で「効果なし」との結果が出ているのです。この項をみることで、野菜不足はサプリで補うことができず、健康のためには野菜をたっぷり食べることが大事なんだということがよくわかります。

第3項　サプリ

サプリとは、英語のサプリメント(supplement)を短くした言葉であり、「足りない栄養を補うもの」という意味で使われます。この本では、錠剤のものと食品に添加したものをあわせてサプリと呼びます。毎日の生活の中では、サプリを目にする機会が多くあります。テレビや新聞などでは多くのサプリが宣伝され、コンビニやドラッグストアでも目につく場所に多くの商品がならんでいます。図15は、ここ数年のサプリの国内販売額です。銀行にお金を預けても利子は1%もつかないこの時代に、サプリの販売額は平均して毎年8%という大きな成長率で伸びています。これは近年の健康意識の高まりのなかで、ふだんの野菜不足をサプリで補おうとする意識の表われでしょう。ここで人々の考えの基礎となっているのは、「野菜や果物の栄養成分は、サプリで代用することが可能だ」というものです。しかし、はたして本当にそうなのでしょうか。

メタ・チャートの「精製品・サプリメント」のうち「ビタミン・ミネラルサプリ」の列をみてみると、先天性異常など一部ではきわだつ青がみられるものの、それ以外はすべて、統一感のないはっきりしない色となっています。特に多いのが「0」を示す黄色のマスです。つまり「サプリには疾患を予防する効果がないことがわかった」という結果が多いのです。1960年ごろにサプリが市民権を得て今のように一般化するまでの半世紀の間、「食品の栄養成分をサプリで代用できるのか」という疑問に対する明確な答えはこれまでになく、現在も研究がつづけられています。食と疾患予防の全メタアナリシスのうち、「ビタミン・ミネラル」のサプリについての論文数は、全カテゴリーのなかで最多となっています。このことからも、研究者らがこの問題に強い関心をもっていることがわかります。その研究結果として現在までにわかったのが、数多くならんでいる「0」なのです。

　では、ビタミン等をサプリとしてではなく食品からとる場合はどうでしょうか。メタ・チャートの「食品からとる成分」の「ビタミン・ミネラル」の

図15　各年のサプリの国内販売額

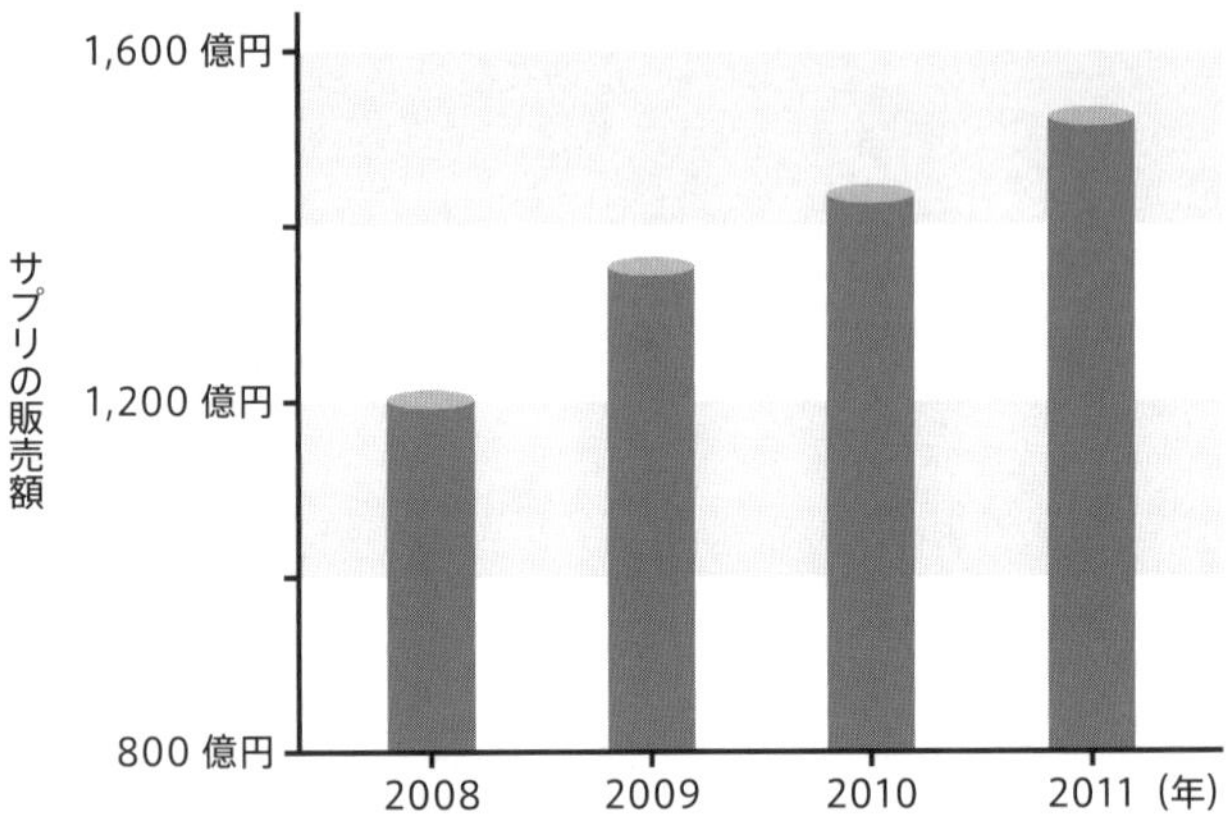

列をみると、気持ちがいいくらい鮮やかな青色を示しています。これらの栄養は、主に野菜類からとれるものです。サプリからとるのにくらべて、食品からとる栄養成分については、疾患リスクの大きな減少効果が示されているのです。さらに、第6・第7の栄養素といわれている「食物繊維・フィトケミカル」の列も同じように、きれいに青色がならんでいます。フィトケミカルとは植物由来の微量成分のことで、ポリフェノールやカロテノイドなどがあります。これらは食品の色素成分であり、抗酸化作用などの体によい働きが期待されて近年注目されています。なお、サプリでとる食物繊維やフィトケミカルついては、副作用に関する論文が1報あるのみです。つまり、これらのサプリの健康効果は、確かなことがまったくわかっていない状況なのです。

3-1項　サプリと大腸がん

表をみると、抗酸化サプリについては、すべての論文で予防効果はないか、または不明という結果となっています。一方、マルチビタミンとカルシウムサプリの論文では大腸がんの予防効果がみられます。マルチビタミンについて調べた論文では、12のコホート研究を統合し、60万人以上のデータを分析した結果、マルチビタミンをとる人は大腸がんになるリスクが12％低いことが示されています。コホート研究とは、疫学研究のうち、通常10年前後、長いものでは20年、30年と長期にわたって調べた研究です。より精度の高い結果が得られます。

3－2項　サプリと前立腺がん

表をみると、２００７年の論文ではビタミンEサプリをとる人は前立腺がんになるリスクが低いことが示されていますが、２０１０年の論文ではビタミンEも含めた抗酸化サプリには予防効果がないという結果となっています。発表年の新しい論文によって「効果なし」となっていることから、現時点では抗酸化サプリに前立腺がんを予防する効果は期待できません。

3－3項　サプリと乳がん

表をみると、マルチビタミンサプリによる乳がんの予防効果は不明です。そのため、現時点ではサプリと乳がんについてはっきりしたことはなにもわかっていない状況です。

3－4項　サプリとその他のがん

表をみると、いくつかの論文ではサプリによるがん予防の効果が示されているものの、多くの論文では効果がないという結果となっています。なかにはがんのリスクを増加させるものまでありま す。特にβカロテンのサプリをとる人は肺がんになるリスクが高いという結果が２報の論文で報告

表 3-1　サプリと大腸がんのメタアナリシス一覧

◎抗酸化サプリ[※1]

調査項目	対象疾患	判定	発表年	PubMed ID
抗酸化サプリ	結腸直腸がん	?	2013	24620628
抗酸化サプリ	結腸直腸がん	0	2011	20412095
ビタミン E サプリ	結腸直腸がん	?	2010	20363687
抗酸化サプリ	結腸直腸腺腫	?	2006	16842454

◎ビタミンサプリ

調査項目	対象疾患	判定	発表年	PubMed ID
マルチビタミンサプリ	結腸がん	−	2010	20820901

◎ミネラルサプリ

調査項目	対象疾患	判定	発表年	PubMed ID
カルシウムサプリ	結腸直腸がん	−	2014	24623471
カルシウムサプリ	結腸直腸がん	?	2011	20685491

メタアナリシスとは、疫学研究（人々の生活習慣と疾患の発生率について調べた研究）や臨床試験を複数統合したもの。「食と疾患」の研究論文の最高峰。

対象疾患の説明はCHAPTER1の3を参照。判定の見方は表A（33ページ）を参照。

※1 抗酸化サプリとは、ビタミン・ミネラルのうちで抗酸化作用のある成分のサプリのこと。ビタミンA、C、E、βカロテンとセレンの5種。

表 3-2　サプリと前立腺がんのメタアナリシス一覧

◎抗酸化サプリ[※1]

調査項目	対象疾患	判定	発表年	PubMed ID
抗酸化サプリ	前立腺がん	0	2010	20661819
ビタミン E サプリ	前立腺がん	−	2007	18059122

◎ビタミンサプリ

調査項目	対象疾患	判定	発表年	PubMed ID
ビタミン D サプリ	前立腺がん	?+	2011	21203822

※1 抗酸化サプリとは、ビタミン・ミネラルのうちで抗酸化作用のある成分のサプリのこと。ビタミンA、C、E、βカロテンとセレンの5種。

表 3-3　サプリと乳がんのメタアナリシス一覧

調査項目	対象疾患	判定	発表年	PubMed ID
マルチビタミンサプリ	乳がん	?	2011	21487086

表 3-4 サプリとその他のがんのメタアナリシス一覧

◎抗酸化サプリ※1

調査項目	対象疾患	判定	発表年	PubMed ID
抗酸化サプリ	皮膚がん	0	2011	21846961
抗酸化サプリ	がん	0	2010	19622597
抗酸化サプリ	胃腸のがん	?	2008	18677777
抗酸化サプリ	がん	0	2008	18173999
抗酸化サプリ	胃腸のがん	0	2004	15464182
βカロテンサプリ	がん	?+	2011	21981610
βカロテンサプリ	がん	0	2010	19876916
βカロテンサプリ	肺がん、胃がん	+	2010	19876916
βカロテンサプリ	肺がん	?	2008	18689373
βカロテンサプリ	肺がん（喫煙者）	+	2008	18429004
ビタミンEサプリ	がん	0	2008	18173999
ビタミンEサプリ	がん	0	2007	18059122
ビタミンEサプリ	がん	?	2006	16808775
セレンサプリ※2	がん	?	2014	24683040
セレンサプリ	肺がん	?	2011	22073154
セレンサプリ	がん	ーー	2011	22004275

◎ビタミンサプリ

調査項目	対象疾患	判定	発表年	PubMed ID
ビタミンDサプリ	がん	0	2014	24918818
葉酸サプリ※3	すい臓がん	?	2013	23769243
葉酸サプリ	がん	?+	2013	23352552
葉酸サプリ	がん	?+	2013	23338728
葉酸サプリ	がん	+	2012	22018948
妊娠中のマルチビタミン	子の白血病	ー	2010	19839053
妊娠中のマルチビタミン	子の白血病	ーー	2007	17314929

◎ミネラルサプリ

調査項目	対象疾患	判定	発表年	PubMed ID
カルシウムサプリ	がん	?	2013	23601861
カルシウムサプリ	子宮体がん	ーー	2008	18155758

※1 抗酸化サプリとは、ビタミン・ミネラルのうちで抗酸化作用のある成分のサプリのこと。ビタミンA、C、E、βカロテンとセレンの5種。

※2 セレンは古くから毒性の強い元素として知られていたのですが、最近ではヒトに必須の微量栄養素であることがわかってきたそうです。現在は、セレンがもつ抗酸化作用により、がんの予防に効果があるかもしれないということで研究が進められています。しかし、体が必要とする量を超えると中毒を起こすらしく、サプリで摂取する場合は注意が必要だとの情報があります。(28)

※3 葉酸は、体内でDNAの原料をつくるために必要な栄養素です。体の正常な成長に必要である反面、とりすぎるとがんを促進する可能性があるとされています。この論文の著者は、葉酸サプリを投与する際はがんの発生に注意すべきだといっています。

されています。これではなにのためにサプリをとるのかわかりません。また、葉酸についてもがんになるリスクが高まる可能性が示されています。

表のうちいくつかの論文ではがんの予防効果が示されているものがあります。しかし、なかには「ー」の結果を真に受けることができないものもあります。2011年の論文ではセレンによるがん予防の効果が示されていますが、これはセレンの摂取量がもともと少ない人でみられる効果であって、セレンが足りている人では逆にがんのリスクが増加する可能性があることが論文では指摘されています。また、カルシウムによる子宮体がんの予防効果は、たった2つの疫学研究を統合して得た結果であるため、今後の研究によってくつがえる可能性は大きいでしょう。

なお、サプリとその他のがんについてはメタアナリシスの数が多いため、サプリの種類ごとに論文をまとめて表をみやすくしています。

3-5項　サプリと心臓疾患

表をみると、大部分の論文でサプリによる心臓疾患の予防効果はないことが示されています。ビタミンCとEのサプリについて調べた2004年の論文では、この表で唯一「効果あり」との結果となっていますが、抗酸化ビタミンサプリについて調べた2013年の論文では「効果なし」となっています。抗酸化ビタミンはビタミンCとEを含むものであるため、2004年の「効果あり」との結果は２０１３年にはくつがえされたことになります。メタアナリシスとは、基本的に発表年が新しいものほど多くのデータを統合できるものであるため、新しい論文からはより信頼性の高い結果を得ることができます。

効果がないだけならまだましです。カルシウムサプリについて調べた２報の論文では、心筋梗塞になるリスクが高くなる結果となっています。骨折予防のためにカルシウムのサプリをとる人がいますが、それによ

表 3-5 サプリと心臓疾患のメタアナリシス一覧

◎抗酸化サプリ※1

調査項目	対象疾患	判定	発表年	PubMed ID
セレンサプリ※2	心臓血管疾患	0	2013	23440843
抗酸化ビタミンサプリ	心臓血管疾患	0	2013	23437244
セレンサプリ	冠動脈性心疾患	?	2006	17023702
ビタミン C、E サプリ	冠動脈性心疾患	−−	2004	15585762

◎ビタミンサプリ

調査項目	対象疾患	判定	発表年	PubMed ID
ビタミン D サプリ カルシウムサプリ	心臓血管疾患	0	2013	24035175
ビタミンサプリ	心臓血管疾患	0	2013	23335472
葉酸サプリ	心臓血管疾患	0	2012	22884409
ビタミン B サプリ	心臓血管疾患	0	2012	22652362
ビタミン D サプリ	心臓血管疾患	?	2010	20194238

◎ミネラルサプリ

調査項目	対象疾患	判定	発表年	PubMed ID
カルシウムサプリ	心筋梗塞	+	2011	21505219
カルシウムサプリ	心筋梗塞	++	2010	20671013

メタアナリシスとは、疫学研究（人々の生活習慣と疾患の発生率について調べた研究）や臨床試験を複数統合したもの。「食と疾患」の研究論文の最高峰。

対象疾患の説明はCHAPTER1の3を参照。判定の見方は表A（33ページ）を参照。

※1 抗酸化サプリとは、ビタミン・ミネラルのうちで抗酸化作用のある成分のサプリのこと。ビタミンA、C、E、βカロテンとセレンの5種。

※2 セレンはその抗酸化作用から、がん予防の研究が進められていますが、体が必要とする量を超えると中毒を起こすらしく、サプリで摂取する場合は注意が必要だとの情報があります。[29]

り心臓疾患のリスクが高くなるのでは、なんのためのサプリかわかりません。さらにいうとカルシウムをとることで骨折の予防ができるかも疑問です（CHAPTER4の2「骨を丈夫にするにはカルシウムが必要？」を参照）。

3―6項　サプリと脳卒中

表をみると、抗酸化サプリには脳卒中の予防効果はないことがよくわかります。ビタミンサプリについては予防効果がある可能性はありますが、ビタミンBサプリについて調べた3報の論文をみると、「予防効果あり」という結果が出ているのは最も古い1報のみであり、新しい2報の論文でははっきりしていません。これはつまり、現在も効果ははっきりわかっていないということです。葉酸サプリについては、18の

表 3―6　サプリと脳卒中のメタアナリシス一覧

◎抗酸化サプリ※1

調査項目	対象疾患	判定	発表年	PubMed ID
抗酸化ビタミンサプリ	脳卒中	0	2013	23437244
ビタミン E サプリ	脳卒中	0	2011	21264448
ビタミン E サプリ	脳卒中	0	2010	21051774

◎ビタミンサプリ

調査項目	対象疾患	判定	発表年	PubMed ID
ビタミン B サプリ	脳卒中	?−	2013	24282609
ビタミン B サプリ	脳卒中	?	2013	24049135
葉酸サプリ	脳卒中	−	2012	22884409
ビタミン B サプリ	脳卒中	−	2012	22652362

◎ミネラルサプリ

調査項目	対象疾患	判定	発表年	PubMed ID
カルシウムサプリ	脳卒中	+	2011	21505219

※1 抗酸化サプリとは、ビタミン・ミネラルのうちで抗酸化作用のある成分のサプリのこと。ビタミンA、C、E、βカロテンとセレンの5種。

臨床試験を統合し、5万人分のデータを分析した結果、脳卒中になるリスクが7％減少することが示されています。
一方、カルシウムサプリについてみると、脳卒中のリスクが増加するという結果となっています。骨折の予防をするつもりでサプリをとり、その結果、脳卒中のリスクが増加するのでは、なんのためのサプリだかわかりません。

3－7項　サプリとぜんそく

2013年の論文では、5報のコホート研究（高精度の疫学研究）を統合し、5万人ぶんのデータを分析した結果、妊娠中に葉酸サプリをとった場合、生まれた子がぜんそくになるか、またはぜん鳴を起こすようになるリスクは5％高いことが示されています。現時点では、葉酸サプリによってぜんそくを予防する効果は期待できないどころか、危険性があるかもしれません。

表 3-7　サプリとぜんそくのメタアナリシス一覧

調査項目	対象疾患	判定	発表年	PubMed ID
妊娠中の葉酸サプリ	子のぜんそく、ぜん鳴※1	＋	2013	24004895

メタアナリシスとは、疫学研究（人々の生活習慣と疾患の発生率について調べた研究）や臨床試験を複数統合したもの。「食と疾患」の研究論文の最高峰。

対象疾患の説明はCHAPTER1の3を参照。判定の見方は表A（33ページ）を参照。

※1 ぜん鳴《めい》とは、ヒューヒューゼーゼーという音をともなった呼吸困難の状態であり、ぜんそくの主症状のことです。

3-8項　サプリと目の疾患

表をみると、マルチビタミンのサプリは加齢性白内障の予防に効果的であることが示されています。この論文では、3つのコホート研究（高精度の疫学研究）を統合し、3万人ぶんのデータを分析した結果、マルチビタミンをとる人は白内障になるリスクが34％低いことが示されています。ただ、分析したデータの規模は大きくないため、結果は今後変わる可能性があります。

マルチビタミン以外の論文では、サプリによる目の疾患の予防効果はないことが示されています。加齢黄斑変性についてはサプリによる効果はない一方で、食品からとるフィトケミカル（4-10項）や食品からのn-3脂肪酸（5-10項）では大きな予防効果が示されています。このように食品では予防効果があるのにサプリでは効果がないという事例は、多くのメタアナリシスで確認されています。

表3-8　サプリと目の疾患のメタアナリシス一覧

調査項目	対象疾患	判定	発表年	PubMed ID
マルチビタミンサプリ	加齢性白内障	ーーー	2014	24590236
抗酸化ビタミンサプリ※1	加齢性白内障	0	2012	22696344
ビタミンE、βカロテンサプリ	加齢黄斑変性	0	2012	22696317
ビタミンE、βカロテンサプリ	加齢黄斑変性	0	2008	18253971

※1 抗酸化ビタミンとは、抗酸化作用のあるビタミンのこと。ビタミンA、C、Eとβカロテンの4種。

3−9項　サプリと骨折

表をみると、2報の論文のどちらにおいてもサプリによる骨折予防の効果は不明となっています。

3−10項　サプリと感染症

表をみると、ビタミンCサプリに関する論文は4報あります。これらはみな同じ研究者によるものです。発表年が最も新しい2013年の論文では、24の臨床試験を統合し、1万人ぶんのデータを分析した結果、ビタミンCサプリによる風邪予防の効果はないことが示されています。この論文ではほかにも5つの臨床試験を統合し、マラソ

表 3−9　サプリと骨折のメタアナリシス一覧

調査項目	対象疾患	判定	発表年	PubMed ID
フッ素	骨折	?	2008	17701094
ビタミン D サプリ	骨折	?	2007	17349055

メタアナリシスとは、疫学研究（人々の生活習慣と疾患の発生率について調べた研究）や臨床試験を複数統合したもの。「食と疾患」の研究論文の最高峰。

対象疾患の説明はCHAPTER1の3を参照。判定の見方は表A（33ページ）を参照。

表 3-10　サプリと感染症のメタアナリシス一覧

◎ビタミンサプリ

調査項目	対象疾患	判定	発表年	PubMed ID
ビタミン D サプリ	風邪	0	2013	23815596
ビタミン C サプリ(200mg 以上／日)	風邪	0	2013	23440782
ビタミン C サプリ(200mg 以上／日)	風邪	0	2007	17636648
ビタミン C サプリ(200mg 以上／日)	風邪	0	2004	15495002
ビタミン C サプリ(1000mg 以上／日)	風邪	0	1997	9059230

◎ミネラルサプリ

調査項目	対象疾患	判定	発表年	PubMed ID
亜鉛入りトローチ	風邪	?	1997	9361579

第3項

ン選手6百人ぶんのデータを分析した結果も紹介されています。

その結果は、ビタミンCサプリをとることで風邪をひくリスクが50％減少するというものでした。この論文で分析したデータの規模はまだ小さく、結果は今後変わる可能性はありますが、激しい運動をする人にはビタミンCサプリによる風邪予防の効果がありそうです。しかし運動選手のような場合でないかぎりは、ビタミンCサプリによる風邪予防の効果は期待できません。

3－11項　サプリと先天性異常

表の中に出てくる対象疾患の一つに神経管欠損があります。

これは妊娠初期におなかの胎児の脊髄と大脳がきちんと形成されない疾患で、麻痺や発達異常のほか妊娠中の死産や出生後の突然死の大きな原因となるものです。そして口唇《こうしん》口蓋裂《こうがいれつ》とは、生まれつき上の唇や上あごが裂けている状態のことで、およそ500人に1人の割合で発生しています。表をみると、妊娠中に葉酸サプリをとることで、生まれた子が先天性異常となるリ

表 3－11　サプリと先天性異常のメタアナリシス一覧

調査項目	対象疾患	判定	発表年	PubMed ID
妊娠中の葉酸サプリ	子の神経管欠損	ーーー	2012	21501455
妊娠中の葉酸サプリ	子の神経管欠損	ーーー	2010	20927767
妊娠中のマルチビタミン※1	子の口唇口蓋裂	ー	2008	18583393
妊娠中の葉酸入りサプリ	子の口唇口蓋裂	ーーー	2007	17133404
妊娠前からのマルチビタミン※1	子の神経管欠損、心臓の異常、四肢欠損、口唇口蓋裂	ーーー	2006	17022907

※1 これらの論文で示されている効果は、マルチビタミン中に含まれる葉酸によるものと考えられています。

スクが大きく減少することがわかります。このような研究結果があることから、現在では妊娠中の葉酸の摂取はひろく推奨されています。

3-12項　サプリと死亡率

表をみると、抗酸化サプリについての論文では、すべて効果がないか、または死亡率が増加するという結果となっています。2012年の論文では、実に78もの臨床試験を統合し、30万人ぶんのデータを分析しています。これはデータの規模が大きな論文であり、結果の信頼性は高いといえます。臨床試験の調査期間は平均3年でした。この間に、抗酸化サプリをとっている人ととっていない人とで、

表 3-12　サプリと死亡率のメタアナリシス一覧

◎抗酸化サプリ※1

調査項目	対象疾患	判定	発表年	PubMed ID
βカロテンサプリ（1日の許容量以上）	死亡率	+	2013	24040282
抗酸化サプリ	死亡率	0	2012	22419320
ビタミンEサプリ	死亡率	0	2011	21235492
βカロテンサプリ	死亡率	+	2008	18677777
抗酸化サプリ	死亡率	0	2008	18425980
抗酸化サプリ	死亡率	0	2007	17327526
抗酸化サプリ	死亡率	+	2004	15464182

◎ビタミンサプリ

調査項目	対象疾患	判定	発表年	PubMed ID
ビタミンD3サプリ	死亡率	−	2014	24414552
マルチビタミンサプリ	死亡率	−	2013	23255568

メタアナリシスとは、疫学研究（人々の生活習慣と疾患の発生率について調べた研究）や臨床試験を複数統合したもの。「食と疾患」の研究論文の最高峰。

対象疾患の説明はCHAPTER1の3を参照。判定の見方は表A（33ページ）を参照。

※1 抗酸化サプリとは、ビタミン・ミネラルのうちで抗酸化作用のある成分のサプリのこと。ビタミンA、C、E、βカロテンとセレンの5種。

原因のいかんにかかわらず死亡した人の割合を比較した結果、抗酸化サプリには死亡率を下げる効果はないことが示されています（実際には死亡率が4％増加するという結果でしたが、これは小さな増加であるため本書では「0」と評価しています。くわしくはCHAPTER3の3「メタアナリシスの結果の判定方法」を参照）。抗酸化サプリのうち、特にβカロテンサプリについては注意したほうがよさそうです。

一方、ビタミンD3とマルチビタミンのサプリについては、臨床試験を統合した結果、どちらも死亡率が6％減少することが示されています。

3－13項　サプリとその他の疾患

表には興味深い論文がいくつもあります。表の上から1番目と2番目の論文は歯に関するものです。ビタミンDサプリと虫歯について調べた2013年の論文では、24の臨床試験を統合し、3千人ぶんのデータを分析した結果、ビタミンDサプリによって虫歯になるリスクが約40％減少することが示されています。この論文のくわしい内容をみると、ビタミンDサプリのほか、紫外線照射の効果についても調べています。紫外線によって皮膚でビタミンDがつくられるためです。その結果、皮膚に赤みが出る程度の紫外線照射によって、虫歯になるリスクが64％減少するという大きな効果が示されています。虫歯予防のためにも日光を浴びるのがよいでしょう。

２０１２年の論文では、ビタミンCサプリによって歯牙酸蝕症《しがさんしょくしょう》となるリスクが増加することが示されています。歯牙酸蝕症とは虫歯ではなく、食品自体の酸によって歯がとけることです。

表の上から3番目と4番目の論文はどちらもビタミンDと自己免疫疾患について調べたものです。自己免疫疾患の一つである関節リウマチとは、本来はウイルスなどの外敵を攻撃して自分を守るべき免疫機能が自分の軟骨などを攻撃することで炎症を起こし、関節に痛みや変形をもたらすという自己免疫疾患です。２０１２年の論文では、３つのコホート研究（高精度の疫学研究）を統合し、22万人ぶんのデータを分析した結果、ビタミンDサプリをとる人は関節リウマチになるリスクが24％低いことが示されています。この論文では、ビタミンDをサプリではなく食品からとった場合についても調べており、その結果も同じくらいの予防効果となっています（4－14項）。２００８年の論文の対象疾患である1型糖尿病も自己免疫疾患です。これは自分の免疫によってすい臓の細胞が破壊されてしまうものです。ビタミンDサプリはこの疾患に対しても予防効果があるという結果となっています。これらの自己免疫疾患は治療が難しいものが多く、なかには治療法がないものもあります。そのような疾患に対してビタミンDがこれだけ予防効果をもっているというのは、とても意義のある発見ではないかと思います。

表の最後にあるフィトケミカルとは、主に植物由来の微量物質のことで、色素成分として野菜などに広く含まれています。抗酸化作用などの体に有用な効果をもつことから、近年注目されています。植物性エストロゲンとは、女性の体内で女性ホルモン（エストロゲン）の働きをする植物由来の成分のことで、大豆に含まれるイソフラボンが代表的です。フィトケミカルをサプリでとる場合の健康効果を調べたメタアナリシスは、この論文が全メタアナリシスのうちで唯一のものです。しかもその内容が副作用に関するものであって効果に関するものでないというのは、それだけ健康効果についての研究は進んでいないということを表わしています。現段階では、積極的に

表 3-13 サプリとその他の疾患のメタアナリシス一覧

◎ビタミンサプリ

調査項目	対象疾患	判定	発表年	PubMed ID
ビタミン D サプリ	虫歯	－－	2013	23356636
ビタミン C サプリ	歯牙酸蝕症	＋	2012	22952601
ビタミン D サプリ	関節リウマチ	－－	2012	22941259
ビタミン D サプリ	1 型糖尿病	－－	2008	18339654

◎ミネラルサプリ

調査項目	対象疾患	判定	発表年	PubMed ID
鉄分を補強した食品※1	貧血	－－－	2012	22760566
鉄サプリ	貧血	－－－	2012	22161444

◎妊娠中のサプリ

調査項目	対象疾患	判定	発表年	PubMed ID
妊娠中の葉酸サプリ	新生児仮死※2	?	2013	23543547
妊娠中のマルチサプリ	周産期死亡・仮死※3	0	2012	23152228
妊娠中のマルチサプリ	新生児仮死	0	2012	21501455
妊娠中のビタミンサプリ	流産・死産	0	2011	21249660
妊娠中のビタミンサプリ	流産・死産	0	2005	15846697

◎フィトケミカルサプリ

調査項目	対象疾患	判定	発表年	PubMed ID
植物性エストロゲン	副作用	0	2009	19786161

メタアナリシスとは、疫学研究（人々の生活習慣と疾患の発生率について調べた研究）や臨床試験を複数統合したもの。「食と疾患」の研究論文の最高峰。

対象疾患の説明はCHAPTER1の3を参照。判定の見方は表A（33ページ）を参照。

※1 鉄分を補強した食品とは、主にシリアルのことです。

※2 新生児仮死とは、赤ちゃんが仮死状態で生まれてくることです。

※3 周産期死亡とは、妊娠22週以降の死産および出生後の赤ちゃんの死亡のことです。

野菜をたっぷり食べて、その中に豊富に含まれるフィトケミカルの恩恵をうけることをおすすめします。

3—14項　サプリの結論

たとえば疫学研究の結果、「βカロテンを多くとっている人は健康だ」ということがわかったとします。しかしこの結果から、βカロテンのサプリに同じ健康効果があるとはいえません。なぜならこの研究でわかったことは、「βカロテンを多くとることが健康によい」ではなく、「βカロテンを含む食品を多くとることが健康によい」であるからです。これは非常に勘違いしやすい点です。このような勘違いから多くの人がサプリに期待して利用していますが、この項で紹介した大部分の論文で示されているように、サプリには疾患予防の効果はほとんどありません。ただ、一部の論文では疾患予防の効果があるという確かな結果が得られているものはあります。妊娠中の葉酸サプリによって生まれた子が先天性異常をもつリスクが減少することや、鉄サプリによって貧血になるリスクが減少することです。

しかし、サプリによっては病気になるリスクが減らないどころか、逆に増えることが確認されているものもあります。βカロテンやカルシウムのサプリがそうです。人は健康になりたいと願ってこれらの栄養サプリをとりますが、それがかえってがんや心臓疾患になりやすくなり、結果として死亡率が増えるというのはとても重大な情報です。摂取にあたってはとりすぎに注意する必要があるでしょう。

COLUMN

サプリの人気と医療費の激増 〜なにかがおかしい健康意識〜

ここ近年の健康志向の高まりを反映してか、健康食品の販売が好調のようです。２０１０年の健康食品の市場規模は１・８兆円(30)でした。これは国民一人あたりでは年間１万４千円ぶんを消費していることになります。表Ｅには健康食品と他の食品関連の支出をまとめました(31)。このようにみると健康食品の消費量は金額にして実に生鮮野菜の３分の２であり、果物を買う金額の１・５倍近くになっています。なお、この表の金額は日本全体での消費量を人口で割った値です。赤ちゃんや子供はあまり健康食品を消費しないでしょうから、大人の実際の消費量は表の数字よりもずっと大きいと思われます。このように多くの健康食品が売れているのは健康になりたいという気持ちの反映でしょう。

表E　2010年の各食品関連の支出

	年間一人あたりの支出
健康食品	**13,900円**
生鮮野菜	21,000円
果物	9,800円
肉類	24,000円
外食	44,000円

図16 各年の国民1人1年あたりの医療費

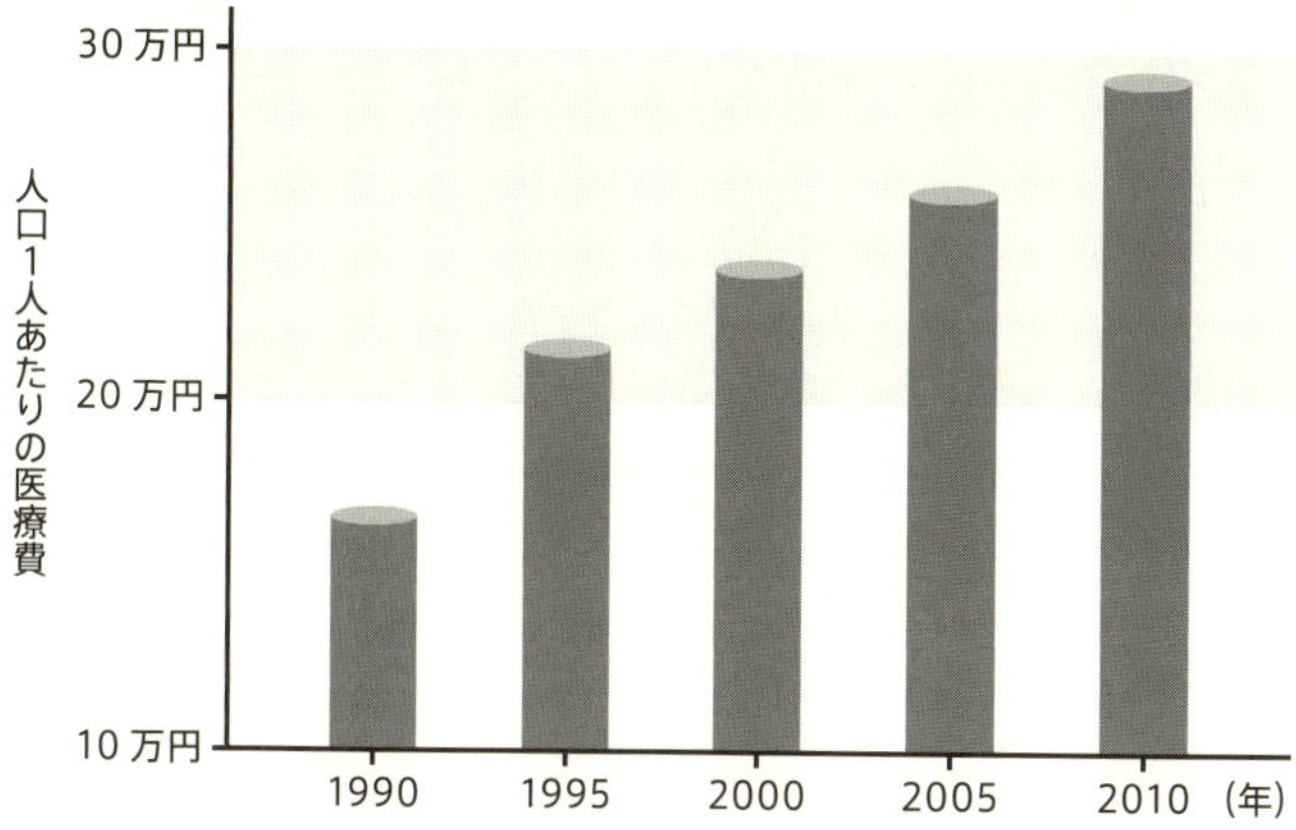

これらの健康食品によって人びとが本当に健康になっているのなら、私はなにも不満はありません。しかし日本人は昔よりも健康になっているのでしょうか。参考として国民一人あたりの医療費[32]をみてみましょう。現在その金額は一人あたり年間30万円です。驚くことに、1965年の1万2千円からみれば、なんと25倍になっています。ただ物価水準も今とは大きく異なり、単純に比較することはできませんので、物価が今とほぼ同じである1990年以降をグラフにしました（図16）。それをみると、1990年から現在までに、なんと2倍近くにまで増えています。これは大変な増加です。しかも、その増えかたに衰える気配がまったくないのをみると、本当に末恐ろしく感じます。

これだけ支払っている医療費によって、私たちはそれだけの健康が得られているのでしょうか。先に述べたように、がんや脳卒中などの患者が増えつづけている状況をみても、国民は健康になっているどころか、逆に健康から遠ざかりつづけているとしか思えません。健康から遠ざかるにつれ、人々は疲れやだるさなどの不調を解消したいとの思いから、気休めに健康食品を試したり、すがるような思いで健康食品を手にしているのではないかと思います。しかし残念ながら、本書のメタアナリシスでわかるように、健康食品の多くには疾患予防の根拠がない、すなわち健康効果がはっきりしていません。なかには疾患リスクを増加させるサプリもあります。根拠のはっきりしないものにこれだけのお金をかけた結果、なにかしらの効果があればよいですが、その効果が出ないどころか逆に健康を損なっているのであれば、現代の健康意識はなにかが根本的にまちがっているというべきです。ではなにがまちがっているのか。一言でいうと、野菜の科学的な重要性がわかっていないということです。そして、メタ栄養学によってわかる、「野菜は多くの疾患リスクを下げ、肉も油も炭水化物も疾患リスクを上げる働きがある。しかも、野菜不足はサプリでは補えない」ということこそが、野菜の重要性の正しい理解なのです。

第4項　食品からとる栄養

メタ・チャートの「精製品・サプリメント」の列をみると、全体的にさえない色がならんでおり、多くの論文でサプリの健康効果がないことが示されていることがわかります。それに対して、「食品からとる成分」のうち「ビタミン・ミネラル」をみると、気持ちがいいくらい鮮やかな青色がならんでいます。サプリからとるのにくらべて食品からとる栄養成分については、多くの疾患に対して予防効果が示されているのです。さらに第6・第7の栄養素といわれている「食物繊維・フィトケミカル」の列も同じようにきれいに青色がならんでいます。フィトケミカルとは、ポリフェノールなどで知られる植物由来の微量成分のことで、抗酸化作用などが体にとって有用だと考えられています。

ここで、メタアナリシスの調査項目となっている栄養素がどのような食品に含まれているかを表でみてみましょう（表F、表G）[33]。わかりやすくするため、植物由来の食品であって食物繊維を多く含むものを野菜類と呼び、網かけで表示しました。こうしてみると、メタアナリシスの研究対象となっている栄養成分の多くは野菜類（野菜、果物、海藻、豆類、ナッツ、きのこ、全粒穀物）に含まれていることがわかります。事実、第4項で紹介するメタアナリシスの9割は、野菜類に含まれる栄養を対象にしています。なお、ごまはナッツの部類に含まれ、納豆などの大豆製品は豆の部類に含まれます。

表F　メタアナリシスで調べた栄養素のうち野菜類に多く含まれているもの

栄養素	多く含む食品（多い順）		
	たっぷり含むもの	多め	ある程度含むもの
βカロテン	野菜	海藻	果物
ビタミンC	野菜	果物	海藻
ビタミンE	魚介、野菜	ナッツ、果物	海藻、たまご
ビタミンB6	魚、肉	ナッツ、野菜、豆	全粒穀物、いも…
葉酸	レバー、野菜、豆	魚介、たまご	ナッツ、きのこ…
カリウム	海藻	豆、野菜、魚介	ナッツ、果物…
カルシウム	魚介（骨や殻つき）	海藻、乳製品	野菜、大豆
マグネシウム	海藻	ナッツ、豆、魚介	全粒穀物、野菜
鉄	魚介、豆、海藻	肉、ナッツ、たまご	野菜、全粒穀物
亜鉛	魚介、肉、ナッツ	豆、チーズ、穀物	海藻、野菜…
セレン	魚、たまご、レバー	肉、小麦、豆	ナッツ、野菜

表G　メタアナリシスで調べた栄養素のうち野菜類に多く含まれていないもの

栄養素	多く含まれる食品（多い順）		
	たっぷり含むもの	多め	ある程度含むもの
ビタミンA	レバー	魚介	たまご
ビタミンB12	魚介	のり、レバー	肉、たまご、牛乳
ビタミンD	魚	（なし）	たまご、きのこ

なお表Gをみて、野菜類だけではビタミンが不足するのではないかと思うかもしれませんが、心配は無用です。βカロテンはビタミンAに変化する前段階のもの（前駆体といいます）であり、体の中ではビタミンAに変化します。したがって、野菜からはビタミンAがとれないのでは？と心配する必要はありません。ビタミンB12については、肉や魚、牛乳、たまごをまったく食べ

第4項

ない人であればサプリをとる必要がありますが、そうでなければ心配はありません。また、ビタミンDについては、顔や手に日光を浴びることでも得られるため、よほど屋外に出ないか紫外線防止の化粧品を多用しない限りは欠乏することはないといわれています。参考までにいうと、「動物性食品を一切とらない人であっても必要な栄養素を十分にとることができる」と、世界最大の栄養士団体である米国栄養士会が公式見解を出しています（CHAPTER4の1「野菜ばかりでは栄養が偏るのでは？」を参照）。

4-1項　食品からとる栄養と大腸がん

表をみると、食品からビタミンや食物繊維などをとることは大腸がんの予防に効果的であることがわかります。これはサプリとは非常に対照的な結果です。表をみるうえで注意すべきことはビタミン等の摂取量の考え方です。表に葉酸と書いてあるとき、それは葉酸だけを多くとったのではなく、葉酸を含む食品を多くとったことを意味します。表の論文を具体的にみてみましょう。ビタミンの表のうちで最も大きなデータを分析している葉酸について調べた論文（ID：20820900）では、13のコホート研究を統合し、73万人ぶんのデータを分析した結果、葉酸を含む食品をよくとる人は大腸がんになるリスクが8％低いことが示されています。葉酸は、レバーを除くと野菜と豆に豊富に含まれていることから、野菜や豆を多く食べる人には大腸がんになる人が少なかったということ

表 4-1 食品からとる栄養成分と大腸がんのメタアナリシス一覧

◎ビタミン

調査項目	対象疾患	判定	発表年	PubMed ID
ビタミン C	結腸直腸腺腫	−	2013	24064545
ビタミン D	結腸直腸がん	−	2011	21876081
葉酸	結腸直腸がん	?−	2011	21177150
ビタミン A、C、E	結腸がん	?	2011	20820901
葉酸	結腸がん	−	2011	20820900
ビタミン B6	結腸直腸がん	−−	2010	20233826
ビタミン D	結腸直腸腺腫	?	2008	18990737
葉酸	結腸直腸がん	−	2005	15499620

◎ミネラル

調査項目	対象疾患	判定	発表年	PubMed ID
亜鉛	結腸直腸がん	−	2013	23568532
マグネシウム	結腸直腸がん	−	2013	23222473
マグネシウム	結腸直腸がん	−	2013	23031849
マグネシウム	結腸直腸がん	−	2012	22854408
カルシウム	結腸直腸がん	−	2004	15240785
カルシウム	結腸直腸新生物	?−	1997	8899384

◎食物繊維・フィトケミカル※1

調査項目	対象疾患	判定	発表年	PubMed ID
食物繊維	結腸直腸腺腫	−	2014	24216326
フラボノイド	結腸直腸がん	0	2013	23467443
食物繊維	結腸直腸がん	−	2011	22074852
食物繊維	結腸直腸がん	−−	2010	20407088
カロテノイド	結腸直腸がん	−	2007	17158857
食物繊維	男性の結腸直腸腺	−	2006	16469993
食物繊維	結腸直腸がん	?−	2005	16352792
食物繊維	結腸がん	−	1990	2157027

メタアナリシスとは、疫学研究（人々の生活習慣と疾患の発生率について調べた研究）を複数統合したもの。「食と疾患」の研究論文の最高峰。

対象疾患の説明はCHAPTER1の3を参照。判定の見方は表A（33ページ）を参照。

※1 フィトケミカルとは、植物に広く含まれ、数千種類あるといわれる微量物質の総称。色素の成分であり抗酸化作用などの働きがあります。フラボノイド（カテキン、イソフラボンなど）、カロテノイド（リコピン、カロテンなど）などがあります。

第4項

になります。なおコホート研究とは、疫学研究のうち、通常10年前後、長いものでは20年、30年と長期にわたって調べた研究です。より精度の高い結果が得られます。

もう一つ具体例をみてみましょう。食品からのマグネシウムについて調べた論文が3報ありますが、これらのうちデータの規模が最も大きい論文（ID：23031849）では、8つのコホート研究を統合し、34万人ぶんのデータを分析しています。その結果、マグネシウムを含む食品をよくとる人は大腸がんになるリスクが11％低いことが示されています。表Fをみると、マグネシウムを含む食品とは、海藻、豆、魚介、野菜、全粒穀物です。これらのうち魚介以外はすべて野菜類であることから、マグネシウムを多くとる人とは野菜類を多くとる人のことだと考えてよいでしょう。

4-2項　食品からとる栄養と前立腺がん

表のうちカルシウムについて調べた2005年の論文では、カルシウムを含む食品をよくとる人は前立腺がんになるリスクが39％高いことが示されています。カルシウムを多く含む食品とは、そのまま食べる小魚類と乳製品、そして

表 4-2 食品からとる栄養成分と前立腺がんのメタアナリシス一覧

調査項目	対象疾患	判定	発表年	PubMed ID
カルシウム	前立腺がん	＋＋	2005	16333032
セレン	前立腺がん	−−	2005	16184479

海藻ですが、この論文の調査データは8割がアメリカ、2割はヨーロッパという、小魚や海藻はほとんど食べない地域で得られたものです。したがって実質的にこの論文の結果が示しているのは、主に牛乳や乳製品の影響だと考えられます。事実、牛乳や乳製品を多くとる人は前立腺がんになるリスクが高いことがわかっています（8－2項を参照）。

4－3項　食品からとる栄養と乳がん

表をみると、食品からビタミンDやカルシウム、食物繊維などをとることは乳がんの予防に効果的であることがわかります。ぱっとみてわかりにくいのは葉酸についてです。表の4報のうち古い2報では結果が「0」だったものが、2014年の論文では「－」と「0」という結果となっています。これらの論文のうちでもっとも大きなデータを分析しているのは一番上の論文です。15のコホート研究（高精度の疫学研究）を統合し、183万人ぶんのデータを分析した結果、葉酸を含む食品をとっても乳がんを予防する効果はないことが示されています。これはデータの規模が大きな論文であり、結果の信頼性は高いといえます。つまり、食品から葉酸を多くとっても乳がんの予防効果は期待できません。

フィトケミカルに関しては特に多くの論文があります。フィトケミカルとは植物に含まれる色素成分のことで、抗酸化作用などの体によい働きが期待され、近年注目されています。特にイソフラ

表 4-3 食品からとる栄養成分と乳がんのメタアナリシス一覧

◎ビタミン

調査項目	対象疾患	判定	発表年	PubMed ID
葉酸	乳がん	0	2014	24716978
葉酸	乳がん	−	2014	24667649
ビタミンD	乳がん	?−	2014	24714744
ビタミンD	乳がん	−	2012	22872547
ビタミンD	乳がん	−	2010	19851861
ビタミンD	乳がん	−	2008	18590821
葉酸	乳がん	0	2007	17202114
葉酸	乳がん	0	2006	17105984

◎抗酸化ビタミン※1

調査項目	対象疾患	判定	発表年	PubMed ID
ビタミンA、C、E	乳がん	0	2011	21761132
ビタミンC、βカロテン	乳がん	−	2000	10738129

◎ミネラル

調査項目	対象疾患	判定	発表年	PubMed ID
カルシウム	乳がん	−	2012	22872547
カルシウム	乳がん	−	2010	19851861

◎食物繊維・フィトケミカル※2

調査項目	対象疾患	判定	発表年	PubMed ID
イソフラボン	乳がん(アジア人)	−	2013	23353619
フラボノイド	乳がん	?	2013	23349849
カロテノイド	乳がん	−	2012	22760559
カロテノイド	乳がん	−	2012	21901390
食物繊維	乳がん	−	2012	22234738
イソフラボン	乳がん	−	2011	21113655
食物繊維	乳がん	−	2011	21775566
イソフラボン	乳がん	−	2006	17330506

メタアナリシスとは、疫学研究（人々の生活習慣と疾患の発生率について調べた研究）を複数統合したもの。「食と疾患」の研究論文の最高峰。

対象疾患の説明はCHAPTER1の3を参照。判定の見方は表A（33ページ）を参照。

※1 抗酸化ビタミンとは、ビタミンのうちで抗酸化作用のある成分のこと。ビタミンA、C、Eとβカロテンがある。

※2 フィトケミカルとは、植物に広く含まれ、数千種類あるといわれる微量物質の総称。色素の成分であり抗酸化作用などの働きがあります。フラボノイド（カテキン、イソフラボンなど）、カロテノイド（リコピン、カロテンなど）などがあります。

ボンは、体の中で女性ホルモン（エストロゲン）のような働きをすると考えられており、それが乳がんの予防に役立っているのかもしれません。イソフラボンは豆類に多く含まれています。

4−4項　食品からとる栄養とその他のがん

表をみると、食品からビタミンや食物繊維などをとることは多くのがんの予防に効果的であることがわかります。これはサプリとは非常に対照

表 4-4 食品からとる栄養成分とその他のがんのメタアナリシス一覧

◎抗酸化ビタミン類※1

調査項目	対象疾患	判定	発表年	PubMed ID
ビタミン C、E、βカロテン	胃がん	−−	2014	24510802
βカロテン	食道がん	−−	2013	23679292
ビタミン A（サプリを含む）	子宮頸がん	−−	2012	22005522
ビタミン C、E、βカロテン	子宮頸部の腫瘍	−−	2011	21749626
セレン	がん	−−	2011	21563143
ビタミン C、E、βカロテン	子宮体がん	−	2009	19083131
ビタミン C、E、βカロテン	食道腺がん	−−	2007	17581269
ビタミン C、E	肺がん	−	2006	16152626
セレン	肺がん	?	2004	15159309
βカロテン	卵巣がん	−	2001	11695227

◎葉酸

調査項目	対象疾患	判定	発表年	PubMed ID
葉酸（100μg／日）※2	肺がん	0	2014	24713625
葉酸	胆のうがん	0	2014	24328495
葉酸	食道がん、すい臓がん	−−	2014	24224911
葉酸	卵巣がん	?	2013	24129496
葉酸（100μg／日）※2	すい臓がん	−	2013	23769243
葉酸	肺がん	−	2013	23673118
葉酸	すい臓がん	?	2011	22034634
葉酸	がん数種	−−	2006	17030196

的です。表の一番上の論文では最も大きな規模のデータを分析しています。ビタミンCについては、32の疫学研究を統合し、73万人ぶんのデータを分析した結果、ビタミンCを含む食品をよくとる人は胃がんになるリスクが低いことが示されています。なお、これらの栄養素を多く含む食品とは、野菜や果物、海藻、全粒穀物などの野菜類です（102ページの表Fを参照）。

◎ミネラル

調査項目	対象疾患	判定	発表年	PubMed ID
亜鉛	消化管がん	ー	2014	24148607

◎食物繊維・フィトケミカル※3

調査項目	対象疾患	判定	発表年	PubMed ID
フラボノイド	喫煙に関係するがん	ー	2013	24069431
食物繊維	食道腺がん	ーー	2013	23815145
食物繊維	胃がん	ーー	2013	23567349
カロテノイド	子宮頸がん	ーー	2012	22005522
フラボノイド	肺がん	ーー	2009	19351659
カロテノイド	肺がん	ー	2008	18689373
食物繊維	子宮体がん	ー	2007	18065593

メタアナリシスとは、疫学研究（人々の生活習慣と疾患の発生率について調べた研究）を複数統合したもの。「食と疾患」の研究論文の最高峰。

対象疾患の説明はCHAPTER1の3を参照。判定の見方は表A（33ページ）を参照。

※1 抗酸化ビタミン類とは、ビタミン・ミネラルのうちで抗酸化作用のある成分のこと。ビタミンA、C、E、βカロテンとセレンの5種。

※2 100μgの葉酸とは約100gの野菜を食べることでとれる量です。

※3 フィトケミカルとは、植物に広く含まれ、数千種類あるといわれる微量物質の総称。色素の成分であり抗酸化作用などの働きがあります。フラボノイド（カテキン、イソフラボンなど）、カロテノイド（リコピン、カロテンなど）などがあります。

4－5項　食品からとる栄養と心臓疾患

表をみると、食品からビタミンや食物繊維などをとることは心臓疾患の予防に効果的であることがわかります。これはサプリとは非常に対照的です。なお、これらの栄養素を多く含む食品とは野菜や果物、海藻、全粒穀物などの野菜類です（102ページの表Fを参照）。この表のうち最も大きなデータを分析しているのは食物繊維について調べた2013年の論文です。12のコホート研究（高精度の疫学研究）を統合し、109万人

表 4-5　食品からとる栄養成分と心臓疾患のメタアナリシス一覧

◎ビタミン

調査項目	対象疾患	判定	発表年	PubMed ID
ビタミンE	冠動脈性心疾患	ーー	2004	15585762

◎ミネラル

調査項目	対象疾患	判定	発表年	PubMed ID
鉄	冠動脈性心疾患	ー	2014	24401818
マグネシウム	虚血性心疾患	ーー	2013	23719551
マグネシウム	心臓血管疾患	ー	2013	23520480
カリウム	心臓血管疾患	ーー	2011	21371638

◎食物繊維・フィトケミカル※1

調査項目	対象疾患	判定	発表年	PubMed ID
フラボノイド	心臓血管疾患	ー	2014	23953879
食物繊維（7g／日）	冠動脈性心疾患	ー	2013	24355537
カロテノイド	冠動脈性心疾患	ー	2004	15585762
食物繊維（10g／日）	冠動脈性心疾患	ー	2004	14980987
フラボノール	冠動脈疾患による死亡率	ーー	2003	12879084

メタアナリシスとは、疫学研究（人々の生活習慣と疾患の発生率について調べた研究）を複数統合したもの。「食と疾患」の研究論文の最高峰。

対象疾患の説明はCHAPTER1の3を参照。判定の見方は表A（33ページ）を参照。

※1 フィトケミカルとは、植物に広く含まれ、数千種類あるといわれる微量物質の総称。色素の成分であり抗酸化作用などの働きがあります。フラボノイド（カテキン、イソフラボンなど）、カロテノイド（リコピン、カロテンなど）などがあります。

ぶんのデータを分析した結果、1日に7gの食物繊維をとることで、心臓疾患になるリスクが9%低くなるという効果が示されています。7gの食物繊維というと、野菜なら150g〜200gくらいの量です。

4-6項　食品からとる栄養と脳卒中

表をみると、食品からミネラルや食物繊維などをとることは脳卒中の予防に効果的であることがわかります。これはサプリとは非常に対照的です。なお、これらの栄養素を多く含む食品とは、野菜や果物、海藻、全粒穀物などの野菜類です（102ページの表Fを

表 4-6　食品からとる栄養成分と脳卒中のメタアナリシス一覧

◎ビタミン

調査項目	対象疾患	判定	発表年	PubMed ID
ビタミンC	脳卒中	−	2013	24284213

◎ミネラル

調査項目	対象疾患	判定	発表年	PubMed ID
カリウム	脳卒中	−−	2013	23558164
カルシウム	脳卒中	−	2013	23553167
マグネシウム	脳梗塞	−	2012	22205313
カリウム	脳卒中	−	2011	21799170
カリウム	脳卒中	−−	2011	21371638

◎食物繊維・フィトケミカル※1

調査項目	対象疾患	判定	発表年	PubMed ID
フラボノール	脳卒中	−	2014	24342529
食物繊維	脳卒中	−	2013	23539529
食物繊維	脳卒中	−	2013	23430035
食物繊維	脳卒中	−	2013	23073261
フラボノール	脳卒中	−−	2010	20089788

※1 フィトケミカルとは、植物に広く含まれ、数千種類あるといわれる微量物質の総称。色素の成分であり抗酸化作用などの働きがあります。

参照)。

4―7項　食品からとる栄養と糖尿病

表をみると、食品からミネラルや食物繊維などをとることは糖尿病の予防に効果的であることがわかります。これはサプリとは非常に対照的です。なお、これらの栄養素を多く含む食品とは野菜や果物、海藻、全粒穀物などの野菜類です（102ページ、表Fを参照）。この表のうち最も大きなデータを分析しているのは、マグネシウムについて調べた2011年の論文です。13のコホート研究（高精度の疫学研究）を統合し、54万人ぶんのデータを分析した結果、マグネシウムを含む食品をよくとる人は糖尿病になるリスクが22％低いことが示されています。

4―8項　食品からとる栄養とぜんそく

表の一番上の論文では、子のぜん鳴《めい》について調べています。ぜん鳴とは、ヒューヒューゼーゼーという音をともなった呼吸困難の状態であり、ぜんそくの主症状のことです。この論文では、4つのコホート研究（高精度の疫学研究）を統合し、5千人ぶんのデータを分析した結果、妊娠中にビタミンDを含む食品をよくとる人は、生まれた子供が成長の過程でぜん鳴を起こすようになるリス

● 表 4-7 食品からとる栄養成分と糖尿病(2 型)のメタアナリシス一覧 ●

◎ビタミン

調査項目	対象疾患	判定	発表年	PubMed ID
抗酸化ビタミン類[※1]	糖尿病	−	2007	17984654

◎ミネラル

調査項目	対象疾患	判定	発表年	PubMed ID
鉄	糖尿病	?+	2013	23046549
カルシウム	糖尿病	−	2012	22318650
マグネシウム	糖尿病	−−	2011	21868780
マグネシウム（100mg／日）	糖尿病	−	2007	17645588
マグネシウム	糖尿病	−−	2007	17502538

◎食物繊維・フィトケミカル[※2]

調査項目	対象疾患	判定	発表年	PubMed ID
食物繊維	糖尿病	−	2014	24389767
カフェイン	糖尿病	−−	2014	24150256
フラボノイド	糖尿病	−	2014	23591151
穀物の繊維[※3]	糖尿病	−−−	2007	17502538

メタアナリシスとは、疫学研究（人々の生活習慣と疾患の発生率について調べた研究）を複数統合したもの。「食と疾患」の研究論文の最高峰。

対象疾患の説明はCHAPTER1の3を参照。判定の見方は表A（33ページ）を参照。

※1 抗酸化ビタミン類とは、ビタミン・ミネラルのうちで抗酸化作用のある成分のこと。ビタミンA、C、E、βカロテンとセレンの5種。

※2 フィトケミカルとは、植物に広く含まれ、数千種類あるといわれる微量物質の総称。色素の成分であり抗酸化作用などの働きがあります。

※3 この論文では、穀物以外に野菜と果物からの食物繊維についても調べていますが、それらの予防効果ははっきりしないものでした。穀物は主食であり、毎日多く食べることから、これほど大きな予防効果があるのでしょう。食物繊維を含む穀物としては、お米なら玄米、小麦なら全粒粉が代表的です。

● 表 4-8 食品からとる栄養成分とぜんそくのメタアナリシス一覧 ●

調査項目	対象疾患	判定	発表年	PubMed ID
妊娠中のビタミン D、E	子のぜん鳴[※1]	−−	2011	21185068
ビタミン C	ぜんそく	−	2009	19406861
抗酸化ビタミン	ぜんそく	?	2008	18410255

※1 ぜん鳴《めい》とは、ヒューヒューゼーゼーという音をともなった呼吸困難の状態であり、ぜんそくの主症状のことです。

クが44％低いことが示されています。また、ビタミンEを含む食品の場合は32％のリスク減少が示されています。分析したデータの規模は小さいですが、その結果は大きな予防効果を示唆するものとなっています。ビタミンDを多く含む食品といえば魚です。たとえば1日の目安量(34)である5μgをとるためには、いわしならたった10g食べればよいぐらいビタミンDが豊富です。ビタミンDを含む食品としてはきのこが有名ですが、きくらげ以外はビタミンDの含有量は少なく、しめじを1パック（約100g）全部食べても、とれるのは一日に必要な量の7割程度です。

参考までに、日光をあびてビタミンDを得るための時間についての論文(35)を紹介します。それによると、顔と手の皮膚に日光をあび、1日ぶんのビタミンDを合成するために必要なおよその時間（冬季）は、沖縄で10分、関東で20分、北海道では70分だそうです。栄養をとるつもりで、積極的に日光に当たるのがよいのではないでしょうか。

ぜんそくについて調べた2009年の論文では、9つの疫学研究を統合した結果、食事からとるビタミンCが少ない人は、ぜんそくになるリスクが高いことが示されています。ビタミンCは野菜に多く含まれているので、野菜をよくとる人ではぜんそくになる確率が小さくなるという結果です。厚生労働省が示している1日の推奨量は100mgです。一般的な野菜では、白菜（ゆで）やブロッコリー（ゆで）などには100gあたり50mgほどのビタミンCが含まれています。果物にも含まれていますが、野菜ほどは多くありません。なお、手軽なビタミンCの供給源としては、オレンジジュースとグレープフルーツジュースがあります。どちらも100mlあたり50mgほどのビタミンC

第4項

が含まれています。

4-9項　食品からとる栄養と精神・神経疾患

表をみると、食品からビタミンなどをとることは精神・神経疾患の予防に効果的であることがわかります。表の一番上の論文では、患者数の増加で大きな問題となっているうつ病について調べています。ビタミンDについて調べた2013年の論文では、3つのコホート研究（高精度の疫学研究）を統合した結果、ビタミンDが不足している人はうつ病になるリスクが非常に高いことが示されています。これはビタミンDをしっかりとることでうつ病を予防できる可能性を示した重要な結果です。ビタミンDを多く含む食品といえば魚です。また、4-8項でも述べましたが、魚をあまり食べない場合は、積極的に日光にあたるのがよいでしょう。東京に住んでい

表4-9　食品からとる栄養成分と精神・神経疾患のメタアナリシス一覧

◎ビタミン

調査項目	対象疾患	判定	発表年	PubMed ID
ビタミンD不足	うつ病	+++	2013	23377209
ビタミンC、E、βカロテン	アルツハイマー病	−	2012	22543848
ビタミンE	パーキンソン病	−	2005	15907740

◎フィトケミカル※1

調査項目	対象疾患	判定	発表年	PubMed ID
カロテノイド	パーキンソン病	?	2014	24356061
カロテノイド	ALS	−−	2013	23362045
カフェイン（コーヒー）	パーキンソン病	−−−	2012	22505763

メタアナリシスとは、疫学研究（人々の生活習慣と疾患の発生率について調べた研究）を複数統合したもの。「食と疾患」の研究論文の最高峰。

対象疾患の説明はCHAPTER1の3を参照。判定の見方は表A（33ページ）を参照。

※1 フィトケミカルとは、植物に広く含まれ、数千種類あるといわれる微量物質の総称。色素の成分であり抗酸化作用などの働きがあります。

るなら、顔と手に20分ほど日をあびることで一日ぶんのビタミンDが皮膚で合成されます。

別の興味深い論文として、カロテノイドについて調べた論文があります。カロテノイドとは、フィトケミカルという植物の微量成分の一種です。この論文では、カロテノイドによるＡＬＳ（筋萎縮性側索硬化症）の予防効果を調べています。ＡＬＳとは、全身の筋肉を支配する神経に異常が生じることで、徐々にやせて筋力がなくなり、最後には人工呼吸器をつけなければならなくなるという重篤な疾患です。この論文では、５つのコホート研究を統合し、１０５万人ぶんのデータを分析した結果、カロテノイドを含む食品をよくとる人はＡＬＳになるリスクが25％低いことが示されています。

表の一番下の論文ではカフェインについて調べています。カフェインは植物由来の微量物質であり、フィトケミカルの仲間です。この論文では、９つのコホート研究を統合し、78万人ぶんのデータを分析した結果、カフェインを多くとる人はパーキンソン病になるリスクが33％低いことが示されています。ただカフェインを含むものなら何でもよいのかというと、そうでもなさそうです。この論文ではカフェインを含む飲料ごとにわけて調べたところ、コーヒーではリスク減少効果がみられましたが、紅茶、炭酸飲料（コーラなど）、ノンカフェインのコーヒーではリスク減少効果はみられませんでした。この論文はカフェインについて調べているとはいえ、現段階では予防効果の原因は純粋にカフェインにあるのか、またはコーヒーに含まれるポリフェノールなどの成分によるものかははっきりしない状況です。

第4項

4−10項　食品からとる栄養と目の疾患

表をみると、食品からフィトケミカルをとることは白内障と加齢黄斑変性という目の疾患の予防に効果的であることがわかります。調査項目であるルテインとゼアキサンチンとは、ほうれん草やブロッコリーなどに多く含まれるカロテノイドの一種です。2報のうちより大きなデータを分析しているのは2012年の論文です。6つのコホート研究（高精度の疫学研究）を統合し、12万人ぶんのデータを分析した結果、カロテノイドを含む食品をとる人は加齢黄斑変性になるリスクが26％低いことが示されています。カロテノイドはサプリとしても販売されていますが、サプリについて調べたメタアナリシスはないため、サプリによって同様の効果があるかどうかは現時点では不明です。

4−11項　食品からとる栄養と骨折

表の一番上にある2009年の論文では脊椎の骨折について調べ

● 表 4-10　食品からとる栄養成分と目の疾患のメタアナリシス一覧 ●

◎フィトケミカル※1

調査項目	対象疾患	判定	発表年	PubMed ID
ルテイン＋ゼアキサンチン	加齢性白内障（核性）	ーー	2014	24150707
ルテイン＋ゼアキサンチン	加齢黄斑変性（後期）	ーー	2012	21899805

メタアナリシスとは、疫学研究（人々の生活習慣と疾患の発生率について調べた研究）を複数統合したもの。「食と疾患」の研究論文の最高峰。

対象疾患の説明はCHAPTER1の3を参照。判定の見方は表A（33ページ）を参照。

※1 フィトケミカルとは、植物に広く含まれ、数千種類あるといわれる微量物質の総称。色素の成分であり抗酸化作用などの働きがあります。

ています。脊椎は簡単にいうと背骨のことであり、首から腰までをさします。特に高齢者のしりもちなどによって背中から腰にかけての低い位置での骨折が起こっています。骨粗鬆症の増加とともに、これらの骨折も近年増加しているといわれています。この論文では、日本で行われた2つの疫学研究を統合し、8万人ぶんのデータを分析しています。その結果、ふつうの食事でカルシウムをとっている人にくらべて、カルシウムをとる量が少ない人ほど脊椎の骨折が起こるリスクが高いことが示されています。つまり、カルシウムは不足しないほうがよいということです。

しかし、カルシウムをよくとるほど骨折を予防できるかというと、そうではなさそうです。2007年の論文では7つのコホート研究（高精度の疫学研究）を統合し、17万人ぶんのデータを分析した結果、カルシウムを含む食品を多くとっても股関節の骨折を予防する効果はない（特に女性の場合）ことが示されています。この論文では、1日にとっているカルシウムの量が400mg、600mg、800mg、1000mg、それ以上、という5グループの人たちについて、股関節を骨折した件数を調べています。その結果、どの量であって

表 4-11 食品からとる栄養成分と骨折のメタアナリシス一覧

調査項目	対象疾患	判定	発表年	PubMed ID
カルシウム不足	脊椎の骨折	＋＋	2009	18549509
カルシウム（サプリを含む）	股関節の骨折（女性）	0	2007	18065599
カルシウム（サプリを含む）	股関節の骨折（男性）	?−	2007	18065599
カルシウム	股関節の骨折（女性）	0	2004	15035690

メタアナリシスとは、疫学研究（人々の生活習慣と疾患の発生率について調べた研究）を複数統合したもの。「食と疾患」の研究論文の最高峰。

対象疾患の説明はCHAPTER1の3を参照。判定の見方は表A（33ページ）を参照。

も骨折リスクに変化はありませんでした。なお、日本人の平均的なカルシウム摂取量は、1日500mg程度です。

4－12項　食品からとる栄養と先天性異常

論文の対象疾患である口唇口蓋裂《こうしんこうがいれつ》とは、生まれつき上の唇や上あごが裂けている状態のことで、およそ500人に1人の割合で発生しています。2013年の論文では、7つの疫学研究を統合した結果、妊娠中に葉酸を含む食品をよくとる人は、生まれた子が口唇口蓋裂になるリスクが低いことが示されています。

4－13項　食品からとる栄養と死亡率

表の論文では、7つのコホート研究を統合し、91万人ぶんのデータを分析した結果、食物繊維を含む食品をよくとる人はすべての死因を含めた死亡率が23％低いことが示されています。これはデータの規模が大きな論文であり、結果の信頼性は高いといえます。

表 4-12　食品からとる栄養成分と先天性異常のメタアナリシス一覧

調査項目	対象疾患	判定	発表年	PubMed ID
妊娠中の葉酸	子の口唇口蓋裂	−	2013	23228693

表 4-13　食品からとる栄養成分と死亡率のメタアナリシス一覧

調査項目	対象疾患	判定	発表年	PubMed ID
食物繊維	死亡率	−−	2014	25143474

4―14項　食品からとる栄養とその他の疾患

表の論文はどちらも自己免疫疾患についての論文です。自己免疫疾患とは、本来はウイルスなどの外敵を攻撃して自分を守るべき免疫機能が、自分の臓器などを攻撃して破壊してしまう病気です。関節リウマチとは、自分の免疫が体内の軟骨などを攻撃することで炎症を起こし、関節に痛みや変形をもたらすものです。２０１２年の論文では、３つのコホート研究（高精度の疫学研究）を統合し、22万人ぶんのデータを分析した結果、ビタミンDを含む食品（サプリを含む）をよくとる人は関節リウマチになるリスクが24％低いことが示されています。この論文では、ビタミンDをサプリのみでとった場合についても調べており、その結果も同じ程度の予防効果となっています（３―13項）。２０１３年の論文の対象疾患である１型糖尿病も自己免疫疾患です。これは自分の免疫によってすい臓の細胞が破壊されてしまうものです。ビタミンDを含む食品はこの疾患に対しても予防効果があるという結果となっています。これらの自己免疫疾患は治療が難しいものが多く、なかには治療法がないものもあります。そのような疾患に対してビタミンDを含む食品がこれだけ

表 4-14　食品からとる栄養成分とその他の疾患のメタアナリシス一覧

調査項目	対象疾患	判定	発表年	PubMed ID
ビタミンD	1型糖尿病	ー	2013	24036529
ビタミンD（サプリを含む）	関節リウマチ	ーー	2012	22941259

メタアナリシスとは、疫学研究（人々の生活習慣と疾患の発生率について調べた研究）を複数統合したもの。「食と疾患」の研究論文の最高峰。

対象疾患の説明はCHAPTER1の3を参照。判定の見方は表A（33ページ）を参照。

予防効果をもっているというのは、とても意義のある発見ではないかと思います。

4-15項　食品からとる栄養の結論

第3項ではサプリの本当の姿が浮きぼりになり、サプリによって健康になることに大きな期待はできないことが明らかになりました。その一方で第4項では、ビタミンなどの栄養素を食品からとることにさまざまな疾患の予防に効果的であることが明らかになりました。メタアナリシスによって健康効果が確認されている栄養素とは、βカロテンやビタミンC、Eなどの抗酸化ビタミンに加え、マグネシウム、カリウムなどのミネラル、そして食物繊維にフィトケミカルです。表Fをみると、これらの栄養素のほとんどが野菜、果物、海藻、豆などに豊富に含まれていることがわかります。こうした野菜類をたくさん食べるほど、がんや脳卒中をはじめとする多くの疾患になりにくくなるということが、科学的な研究の結果として示されているのです。

その反対に、肉、油、炭水化物の多い食事では、βカロテン、ビタミンC、E、カリウム、マグネシウムが非常に少ない生活になることが、表Fをみるとわかります。ましてや食物繊維など足るはずもありません。これでは多くの病気になりやすくなるばかりです。もしあなたがそのような食生活をしているなら、不足しがちな栄養素をサプリでとろうなんてことはどうか考えないでください。多くの病気を予防し、健康であるためには、たっぷりと野菜類を食べることが大事なのです。

COLUMN

個別の栄養素にとらわれる意識を変えなければならない

まずは例として、次のような栄養素とその効果をみてください。これらは栄養に関する一般の書籍に書かれているものです。

・βカロテン：抗酸化機能の低下を補い、目の健康や肌のうるおいを保つ。
・葉酸：造血や細胞の形成に不可欠。
・カリウム：心筋の働きを正常に保ち、筋肉収縮の神経伝達を正常に保つ。
・マグネシウム：神経の疲労を抑える。
・ムチン：血糖値の上昇を抑制し、コレステロール値を低下させる。
・リコピン：動脈硬化症の予防になる。美白効果も期待できる。

このような内容をみると、だれでも「しっかりこれらの栄養素をとらなきゃ」と考えると思います。

しかし私はあえていいます。これらの〝効果〟はすべて意識の中から捨て去ってください。ある特定の栄養素に注目するあまり、その栄養素を含む食品への意識がうすくなってしまうからです。大事なのは栄養素を含む食品それ自体なのです。ところが栄養素の効果の情報をみればみるほど、食べもの自体の重要性が見失われてしまうのです。「βカロテンはにんじんに多く含まれる」と聞いて、「βカロテンをとるためににんじんを積極的に食べよう」と考えることは、にんじんの価値をずいぶん過小に評価するものです。にんじんに含まれているはβカロテンだけではありません。むしろ数多くの体にいい物質の塊であり、すごい健康効果のある食品なのです。

食と健康の本を開くと、「にんじんは食物繊維、ビタミンB1、B2、Cのほか、鉄分やカリウム、カルシウムなどのミネラルも多く含む」などと書かれています。そして、それぞれの栄養素がもつ機能や効果をみるほどに、「不足しないようにサプリでとりたい」という誘惑にかられるものです。しかし、これらの栄養素をサプリでとる場合、少なくとも次のような問題点があります。まず一点目は、過剰摂取に注意が必要となることです。多くのサプリについて、とりすぎによる健康被害の可能性があるため、とる量を自分でコントロールしなければなりません。二点目は、いまだサプリで得られない多くの成分があることです。にんじんをはじめとする野菜類には、現代の科学では健康効果が明らかになっていない物質が多く含まれています。いまでこそよく耳にするポリフェノールなどは、歴史的にも非常に新しいものです。何千種類もあるといわれるフィトケミカル（植物由来の微量物質）の効果が明らかになるのは、それこそ果てしない未来の話でしょう。そして三点目は、余計なお金がかかることです。健康効果があるならまだいいのですが、多くの場合は効果が不明なのですから、余計な出費といわざるを得ません。

このように、個別の栄養素をサプリでとることは、過剰摂取の問題があり、健康効果が期待できないうえ、お金がかかります。それに対して、野菜を食べることは、個別の栄養素のすべてについて過剰摂取の心配なくバランスよくとれ、また多くの病気を予防する効果があることがわかっています。しかも、科学的に解明されていない健康効果が隠れている可能性が大です。さらに一点、忘れてはならないメリットはそのおいしさです。野菜料理の奥深い味わいを知れば知るほど、生活は豊かさを増すとともにますます健康になっていくことでしょう。

個別の栄養素がもつ健康効果については、科学の進歩とともに次々と新しいことが発見されています。だれでもそうした効果を知ると、サプリでとりたいという気持ちになるものですが、そんな気持ちに流されることなく、食べもの自体の価値を尊ぶことが大切です。

3 油と炭水化物 ～どちらも気をつけながら食べるべき～

この本では、食と疾患リスクについてこれまで科学的に研究されたすべてのメタアナリシスを紹介しています。本書に付属のメタ・チャートにはこれらすべてのメタアナリシスの結果がのっており、これまで明かされなかった食に関する予防医学の全体像をみることができます。この全体像から「正しい食」の答えを求めることを私はメタ栄養学と呼んでいますが、そこからみえてくるのは次の3点です。

1．野菜は多くの疾患の予防に効果的
2．肉、脂質、炭水化物は要注意
3．食品（野菜類）からとるビタミンなどは効果的だが、サプリは効果的とはいいがたい

これから紹介する第5項と第6項では、この3点のうちで、脂質と炭水化物について紹介します。

どちらも生きるために大切な栄養であることはまちがいありませんが、現代の食の問題とは、これらの栄養をとりすぎていることにあります。それを明確に示しているのが、これから紹介するメタアナリシスです。

第5項　脂質

脂質は、タンパク質、炭水化物とならぶ三大栄養素の一つです。脂質は貯蔵可能なエネルギー源となるほか、細胞の膜をつくったり細胞を正しく機能させるために必要です。三大栄養素というくらいなので、生きるためには必須の栄養素であり、これがなければ死んでしまいます。実際に人間の体内で合成することができない成分として必須脂肪酸という栄養素もあります。このように脂質は人間にとって大事な栄養素なのですが、現代における食の問題とは、脂質の不足よりもむしろとりすぎによる健康被害です。CHAPTER1で述べたように、1960年代から現在までに国民一人が消費する脂質（動物性と植物性の両方）の量は実に4倍に増えています（図4）。それと同時期にがんなどの患者数が大きく増えている（図5）ことには、なんらかの因果関係があると考えられます。そのことを支持する研究結果が、これから紹介する脂質と疾患リスクのメタアナリシスです。

メタアナリシスの結果を紹介するにあたり、まずは脂質の分類を説明したいのですが、こまかい話は結構、という人は、「n－3は善玉、n－6は悪玉」とだけ覚えておいて、脂質の構成成分の説明はとばしても大丈夫です。

脂質の構成成分

脂質のおおまかな分類を図17に表わしました。脂質の主成分は脂肪酸という炭素原子の鎖です。脂質の重量のうち90％以上の成分が脂肪酸です。有名な脂質にコレステロールがありますが、これは残りの10％に含まれます。私たちの暮らしに身近な脂質というと肉の脂と植物油がありますが、これら二つはまったく異なるものではなく、脂肪酸の配合がちがうだけです。脂肪酸の配合によって、固形であったり液状であったりするというちがいが生まれます。

脂質の大部分である脂肪酸は次の3種類にわかれます。

・飽和脂肪酸

図17 脂質の構成成分

動物性脂肪	脂肪酸	飽和脂肪酸	
		一価 不飽和脂肪酸	n−9（オレイン酸）
植物性脂肪		多価 不飽和脂肪酸	n−6（リノール酸）
			n−3（αリノレン酸、DHA、EPA）

・不飽和脂肪酸（一価）
・　〃　　（多価）

飽和という意味は、炭素の鎖が水素で満たされているという意味なのですが、ここでは簡単に「固体に近い状態」と理解をしておけばよいでしょう。飽和脂肪酸は3つのうちで最も固体に近いものです。そのため飽和脂肪酸を多く含む脂質（牛肉の脂身など）は常温では固体であることが多いのです。一方、不飽和というのは、水素が部分的に減ることによって「液体に近い状態」となっているものをいいます。そのうち、水素が一組減る（水素2個で一組です）ものを一価といい、水素が二組以上減っているものを多価と呼んで、不飽和脂肪酸を二つに区別します。一価よりも多価のほうが、液体に近い状態です。

不飽和脂肪酸は、その性質からn－3、n－6、n－9という三つのグループに分類できます。これらは、体の中でエネルギー源になるとともに免疫や血管の状態を調節する強力な働きを担っています。このうち特に注目されているのが、体内の炎症反応をコントロールする働きです。がんをはじめ、心臓疾患、糖尿病、高血圧、肥満などでは、体内で起こっている慢性的な炎症がその背景にあるといわれています。さらにアルツハイマー病やうつ病、統合失調症などでも、脳や血液で弱い炎症があることが知られています。こうした炎症を促進するのがn－6脂肪酸であり、逆に炎症を抑えるのがn－3脂肪酸です。車のアクセルとブレーキのようにたとえられることもあります。

第5項

このためn－6は悪玉、n－3は善玉の脂肪酸と呼ばれることがあります。なお、n－9の炎症に対する働きは中立的なものと考えられています。参考までにいうと、他の本などではn－3ではなくω－3のように、n（エヌ）のかわりにω（オメガ）が使われることがありますが、これは呼び方が異なるだけで同じものです。

5－1項　脂質と大腸がん

表をみると、脂質を多くとっても大腸がんへの影響はないという結果になっています。表の一番下には、動物性脂肪を含む食品について調べた論文があります。これはつまり動物性食品を多くとることを調べていることになります。そのため、この論文の判定をみて「おや？」と疑問に思った人もいるでしょう。1－1項では、肉を多くとる人は大腸がんになるリスクが高いことがはっきり示されていたのに、この論文では動物性脂肪を多くとっても大腸がんのリスクは変わらないという結果となっ

表 5-1　脂質と大腸がんのメタアナリシス一覧

◎食品からの脂質

調査項目	対象疾患	判定	発表年	PubMed ID
n−3 脂肪酸※1	結腸直腸がん	0	2012	22906228
脂質	結腸直腸がん	0	2011	20697723
動物性脂肪	結腸直腸がん	0	2009	19261724

メタアナリシスとは、疫学研究（人々の生活習慣と疾患の発生率について調べた研究）を複数統合したもの。「食と疾患」の研究論文の最高峰。

対象疾患の説明はCHAPTER1の3を参照。判定の見方は表A（33ページ）を参照。

※1 n-3脂肪酸とはDHA、EPA、αリノレン酸のことです。体内で炎症を抑えるよい働きをすると考えられています。

ているからです。考えられる理由は、動物性脂肪に含まれるものが、牛や豚の脂だけではなく乳製品や魚介の脂質もあるということです。あとの項で紹介しますが、乳製品や魚には大腸がんのリスクを減らす効果があるため、それらと肉の影響が相殺されていると考えられます。

5-2項　脂質と前立腺がん

表の論文はすべてαリノレン酸について調べたものです。αリノレン酸はn-3系の脂肪酸であり、人体では合成できない必須脂肪酸です。n-3脂肪酸は体内で炎症を抑えることから、さまざまな疾患を予防する効果が期待されています。2010年の論文では、5つのコホート研究（高精度の疫学研究）を統合し、25万人ぶんのデータを分析した結果、αリノレン酸を含む食品を多くとる人は前立腺がんになるリスクが5%低いことが示されています。予防効果としては小さな効果です。

αリノレン酸を含む食品としては、100gあたりの含有量では

表 5-2 脂質と前立腺がんのメタアナリシス一覧

◎食品からの脂質

調査項目	対象疾患	判定	発表年	PubMed ID
αリノレン酸	前立腺がん	–	2010	19921446
αリノレン酸	前立腺がん	?	2009	19321563
αリノレン酸	前立腺がん	?	2008	18951003

メタアナリシスとは、疫学研究（人々の生活習慣と疾患の発生率について調べた研究）を複数統合したもの。「食と疾患」の研究論文の最高峰。

対象疾患の説明はCHAPTER1の3を参照。判定の見方は表A（33ページ）を参照。

植物油が最も多く、次いで肉、魚、野菜と続きます。このように多くの食品に含まれているため、αリノレン酸がよいからといって具体的になにを積極的に食べればいいかについては判然としません。

5－3項　脂質と乳がん

表をみると、脂質の種類によって乳がんへの影響がちがっており、n－3脂肪酸を含む食品は乳がんの予防に効果的であることがわかります。表の一番上の論文では、善玉と呼ばれるn－3脂肪酸と悪玉と呼ばれるn－6脂肪酸をとる比率について調べています。6つのコホート研究（高精度の疫学研究）を統合し、25万人ぶんのデータを分析した結果、n－6に対してn－3を多くとる人は乳がんになるリスクが10％低いことが示されています。代表的なn－3であるDHAとEPAは魚に多く含まれていま

表 5-3　脂質と乳がんのメタアナリシス一覧

◎食品からの脂質

・n-3 脂肪酸

調査項目	対象疾患	判定	発表年	PubMed ID
脂肪酸のn-3／n-6 比率	乳がん	－	2014	24548731
海産物のn-3 脂肪酸	乳がん	－	2013	23814120

・脂質

調査項目	対象疾患	判定	発表年	PubMed ID
脂質	乳がん（中国人）	＋	2014	24606455
多価不飽和脂肪酸	乳がん	＋	2011	21681848
動物性脂肪	乳がん	0	2010	20181297
飽和脂肪酸	乳がん	＋	2003	14583769
脂質	乳がん	?+	2003	14583769
脂質	乳がん	?	1996	8538706
脂質	乳がん	0	1993	8353053

す。そしてｎ－６の代表であるリノール酸は植物油や肉に含まれています。

また２０１３年の論文では、17のコホート研究を統合し、53万人ぶんのデータを分析した結果、海産物からｎ－３脂肪酸をよくとる人は乳がんになるリスクが15％低いことが示されています。海産物に含まれるｎ－３脂肪酸とはＤＨＡとＥＰＡのことです。海産物といってもＤＨＡとＥＰＡを含むのは魚および魚の卵（いくら、かずのこ等）ぐらいのもので、貝類や海藻にはわずかしか含まれていません。例外として、のりには多量のＥＰＡが含まれています。

多価不飽和脂肪酸について調べた２０１１年の論文では、13のコホート研究を統合し、１００万人ぶんのデータを分析した結果、乳がんになるリスクが９％増加することが示されています。代表的な多価不飽和脂肪酸はｎ－６とｎ－３の脂肪酸です。このうち現代の私たちが多くとっているのはｎ－６脂肪酸です。これはリノール酸のことで、植物油や肉などに含まれています。ｎ－６には炎症を促進する働きがあることから、近年増加しているうつ病などの神経疾患やアレルギー疾患の原因となっているのではないかと考えられています（ＣＨＡＰＴＥＲ４の１「野菜中心生活で脂質の問題は解決できるの？」を参照）。

そのほか、説明が必要な論文としては、動物性脂肪に関するものがあります。５－１項でも述べましたが、動物性脂肪を含む食品には肉だけでなく魚や乳製品という比較的よい食品もあります。そのためこの論文の結果は、「赤肉や加工肉をとる人は乳がんのリスクが高い」という１－３項の結果とは異なっています。

第5項

5－4項　脂質とその他のがん

表をみると、脂質を多くとる人はがんになりやすいことがわかります。この表のうち最も大きなデータを分析しているのは、表の一番上の2008年の論文です。13のコホート研究（高精度の疫学研究）を統合し、80万人ぶんのデータを分析した結果、脂質を多くとる人は腎細胞がん（腎臓がんの一種）になるリスクが30％高いことが示されています。

一方、オリーブオイルについてはがんの予防効果が示されています。オリーブオイルは植物油の中でも特にオレイン酸（n－9脂肪酸）が際立って多く含まれており、リノール酸（n－6脂肪酸）も非常に少ない油です。オリーブオイルにがんの予防効果がみられるのは、n－6脂肪酸が少ないためかもしれません。しかし、

表 5-4 脂質とその他のがんのメタアナリシス一覧

◎食品からの脂質

調査項目	対象疾患	判定	発表年	PubMed ID
脂質	腎細胞がん	＋＋	2008	19033572
脂質、飽和脂肪酸	子宮体がん	＋	2007	17572853
脂質	肺がん	0	2002	12376497
脂質、飽和脂肪酸	上皮性卵巣がん	＋	2001	11962260
脂質	胆のうがん	＋	2000	10752797
リノール酸	大腸、前立腺、乳がん	?	1998	9665108

◎脂質（精製品）

調査項目	対象疾患	判定	発表年	PubMed ID
オリーブオイル	がん	－－	2011	21801436
オリーブオイル	乳がん	－－－	2011	21443483

メタアナリシスとは、疫学研究（人々の生活習慣と疾患の発生率について調べた研究）を複数統合したもの。「食と疾患」の研究論文の最高峰。

対象疾患の説明はCHAPTER1の3を参照。判定の見方は表A（33ページ）を参照。

この効果はオリーブオイル中のビタミンやその他の成分による可能性もあり、くわしい理由はわかっていません。また、オリーブオイルを多く消費する国では、野菜や果物、豆、ナッツ、魚をよくとる伝統的な食生活があります。これは地中海式食事と呼ばれるもので、オリーブオイルによるがんの予防効果はこの食生活によるものである可能性があります。地中海式食事については第12項でくわしく紹介しています。

5－5項　脂質と心臓疾患

表をみると、n－3脂肪酸をよくとることと飽和脂肪酸を減らすことは心臓疾患の予防に効果的であることがわかります。n－3脂肪酸を多く含むのは魚です。つまり魚をよくとることで心臓疾患になりにくくなることとなります。また、飽和脂肪酸は肉類に多く含まれています。つまり肉類を減らすことで心臓疾患になりにくくなることになります。飽和脂肪酸は体内でかたまりやすい特徴をもっており、血液の粘性を増すことで動脈硬化の原因になると考えられています。飽和脂肪酸を減らすことで心臓疾患になるリスクが低くなるという結果については、これはつまり飽和脂肪酸を多くとる人は心臓疾患になるリスクが高いことを意味しているため、メタ・チャートでは結果を「＋」と表わしています。

表の下部には、トランス脂肪酸について調べた論文が2報あります。工場でマーガリンやショートニングをつくる際に、その原料である植物油に水素を添加することで「固体に近い状態」にするのですが、そこに副産物として含まれるのがトランス脂肪酸です。マーガリンの重量のうち1～15％、ショートニングでは1～30％がトランス脂肪酸です。かなり幅がありますが、多いものではかなりの量が含まれていることになります。海外ではトランス脂肪酸に有害性があるとし

表 5-5 脂質と心臓疾患のメタアナリシス一覧

◎食品からの脂質

・n-3 脂肪酸

調査項目	対象疾患	判定	発表年	PubMed ID
αリノレン酸	心臓血管疾患	−	2012	23076616
DHA、EPA	心不全※1	−	2012	22682084
DHA、EPA	心臓突然死	−−−	2011	21736820
αリノレン酸	致死性の心臓疾患	?−	2004	15051847

・その他の脂質

調査項目	対象疾患	判定	発表年	PubMed ID
リノール酸	冠動脈性心疾患	−	2014	25161045
飽和脂肪酸を減らす	心臓血管疾患	−	2011	21735388
飽和脂肪酸を減らし 多価不飽和脂肪酸を増やす	冠動脈性心疾患	−	2010	20351774
飽和脂肪酸	冠動脈性心疾患	?+	2010	20071648

・トランス脂肪酸

調査項目	対象疾患	判定	発表年	PubMed ID
トランス脂肪酸（6g／日）	冠動脈性心疾患	+	2011	21427742
トランス脂肪酸（5g／日）	冠動脈性心疾患	+	2009	19424216

◎脂質（精製品）

調査項目	対象疾患	判定	発表年	PubMed ID
DHA、EPA のサプリ	冠動脈性心疾患	?−	2014	24723079

メタアナリシスとは、疫学研究（人々の生活習慣と疾患の発生率について調べた研究）を複数統合したもの。「食と疾患」の研究論文の最高峰。

対象疾患の説明はCHAPTER1の3を参照。判定の見方は表A（33ページ）を参照。

※1 心不全とは、心臓の機能が低下することによって、動悸や息切れ、疲労などの症状がでることです。

て、成分表示を義務化したり使用を制限するなどの規制をかけている地域があります（日本では規制されていません）。このようにトランス脂肪酸の健康への影響が懸念されていますが、実際にはどの程度の影響があるのでしょうか。表の論文をみると、トランス脂肪酸を1日に約6gとるごとに心臓疾患になるリスクが22％増加することが示されています。これは大きなリスク増加ですが、1日に6gのトランス脂肪酸をとるのは困難なことです。トランス脂肪酸を含む代表的な食品であるマーガリンを例に計算してみましょう。仮にマーガリンの1%がトランス脂肪酸だとすると、6gのトランス脂肪酸をとるには600gのマーガリンを食べる必要があります。そんな量はとても食べられません。内閣府の食品安全委員会による報告書では、日本人の大多数がとっているトランス脂肪酸は少量なので、健康への影響は小さいとの見解を出しています[36]。そして、むしろ脂質のとりすぎに注意が必要だとしています。

5－6項　脂質と脳卒中

表をみると、食品からとる脂質については、脳卒中の予防効果ははっきりしないものとなっています。その一方で、オリーブオイルについて調べた2014年の論文では、4万人ぶんのコホート研究（高精度の疫学研究）のデータを分析した結果、オリーブオイルをよくとる人は脳卒中になるリスクが26％低いことが示されています。ただ、分析したデータの規模は大きくないため、結果は今後変わる可能性があります。

5-7項　脂質と糖尿病

表の論文はどれもn-3脂肪酸について調べたものですが、興味深いのは表の下側の2つの結果です。DHAとEPAは主に魚に含まれていることから、この論文は魚をよく食べる人について調べていることになります。そのデータをアメリカとアジアにわけて分析したところ、アメリカの調査データでは糖尿病になるリスクが17%高いことが示された一方で、アジアでの調査データでは糖尿病のリスクが10%低いことが示されてい

表 5-6　脂質と脳卒中のメタアナリシス一覧

◎食品からの脂質

調査項目	対象疾患	判定	発表年	PubMed ID
DHA、EPA	脳卒中	?−	2013	23179632
DHA、EPA	脳卒中	?−	2012	23112118
飽和脂肪酸	脳卒中	?−	2010	20071648

◎脂質（精製品）

調査項目	対象疾患	判定	発表年	PubMed ID
オリーブオイル	脳卒中	−−	2014	24775425
DHA、EPA のサプリ	脳卒中	0	2012	23112118

メタアナリシスとは、疫学研究（人々の生活習慣と疾患の発生率について調べた研究）を複数統合したもの。「食と疾患」の研究論文の最高峰。

対象疾患の説明はCHAPTER1の3を参照。判定の見方は表A（33ページ）を参照。

表 5-7　脂質と糖尿病(2型)のメタアナリシス一覧

◎食品からの脂質

調査項目	対象疾患	判定	発表年	PubMed ID
n-3 脂肪酸	糖尿病	?+	2012	22857650
DHA、EPA	糖尿病	0	2012	22591895
DHA、EPA（アメリカ）	糖尿病	+	2012	22442397
DHA、EPA（アジア）	糖尿病	−	2012	22442397

ます。これは魚の食べ方のちがいが影響している可能性があります。具体的にはアメリカでは魚をフライで食べることが多く、アジアでは焼き魚や刺身で食べることが多いというちがいです。フライの場合、揚げるときに使う植物油やラードを一緒に多くとることになりますが、これらの油には多量のn－6脂肪酸が含まれており、それがn－3脂肪酸のよい効果を打ち消してしまっている可能性があります。なおn－6とn－3が体に与える影響については、CHAPTER4の1「野菜中心生活で脂質の問題は解決できるの？」でくわしく紹介しています。

5－8項　脂質とアレルギー疾患

表の論文では、妊娠中、または生後の数か月の間にn－3またはn－6脂肪酸のサプリをとることで、ぜんそくやアトピー性皮膚炎などのアレルギー疾患を予防することができるかどうかを調べていますが、効果はいまのところ不明です。

表 5-8　脂質とアレルギー疾患のメタアナリシス一覧

◎脂質（精製品）

調査項目	対象疾患	判定	発表年	PubMed ID
n-3、n-6 脂肪酸サプリ	ぜんそく、アトピー性皮膚炎	？	2009	19392990

メタアナリシスとは、疫学研究（人々の生活習慣と疾患の発生率について調べた研究）を複数統合したもの。「食と疾患」の研究論文の最高峰。

対象疾患の説明はCHAPTER1の3を参照。判定の見方は表A（33ページ）を参照。

5–9項　脂質と精神・神経疾患

表の上側の論文では、n－3脂肪酸とALS（筋萎縮性側索硬化症）について調べています。ALSとは、全身の筋肉を支配する神経に異常が生じることで徐々にやせて筋力がなくなり、最後には人工呼吸器をつけなければならなくなるという重篤な疾患です。5つのコホート研究（高精度の疫学研究）を統合し、100万人ぶんのデータを分析した結果、n－3脂肪酸をよくとる人はALSになるリスクが34％低いことが示されています。

表の真ん中の論文では、n－3とn－6の脂肪酸について調べています。これらの脂肪酸はどちらもうつ病と関係があると考えられていることから、この論文ではその摂取量とうつ病などを原因とした自殺との関連を調べています。この論文の結果では、今のところその関係は不明です。

αリノレン酸について調べた論文では、パーキンソン病の予防効果が示されています。しかし、5－2項でも述べたように、αリノレン酸がよいからといってなにを食べればよいかについては判然としませ

表 5-9 脂質と精神・神経疾患のメタアナリシス一覧

◎食品からの脂質

調査項目	対象疾患	判定	発表年	PubMed ID
n-3 脂肪酸※1	ALS	‒ ‒ ‒	2014	25023276
n-3、n-6 脂肪酸	うつ病等による自殺	?	2014	24812159
αリノレン酸	パーキンソン病	‒	2014	24120951

※1 n-3脂肪酸とはDHA、EPA、αリノレン酸のことです。体内で炎症を抑えるよい働きをすると考えられています。

ん。

5−10項　脂質と目の疾患

表の論文は、加齢黄斑変性について調べています。これは加齢にともなう網膜の障害によって目がみえなくなっていく疾患です。表の論文では、9つの疫学研究を統合した結果、食品からｎ−3脂肪酸を多くとる人は加齢黄斑変性になるリスクが低いことが示されています。ｎ−3脂肪酸にはＤＨＡ、ＥＰＡ、そしてαリノレン酸があります。特にＤＨＡとＥＰＡは魚に豊富に含まれています。

5−11項　脂質と死亡率

飽和脂肪酸は肉やたまご、乳製品、植物油に多く含まれていますが、体内でかたまりやすく、血液の粘性を増し、動脈硬化の原因にもなるといわれています。その飽和脂肪酸を多くとる人はすべての死因を含めた死亡率が高くなるかどうかを調べたのが表の論文です。9つのコホート研究（高精度の疫学研究）を統合し、72万人ぶんのデータを分析した結果、飽和脂肪酸を多くとる人は死亡率が9％高

表 5-10　脂質と目の疾患のメタアナリシス一覧

◎食品からの脂質

調査項目	対象疾患	判定	発表年	PubMed ID
n-3 脂肪酸	加齢黄斑変性	− −	2008	18541848

いことが示されています。この論文で調べた飽和脂肪酸を含む食品とは、肉、加工肉、牛乳、チーズ、バターの5品目です。このうち品目別に死亡率を調べたところ、肉と加工肉では死亡率が高くなるのに対して、乳製品では死亡率は変わらないという結果となっていました。この結果からは、飽和脂肪酸を含む食品がすべて健康に悪いとはいえず、悪いのは肉や加工肉であると考えることができます。なお、死亡原因として多いのは心臓疾患、脳卒中とがんでした。

5-12項　脂質の結論

肉のメタアナリシスの結果をみると、そのほとんどが多くの疾患リスクが増加するというものでした。それとくらべると脂質のメタアナリシスの結果は「0」や「?」という判定結果がいくつもみられ、誰がみても健康に悪いとはいいがたいものがあります。それでも、メタ・チャートをみてわかるように、全体的には赤色が多く、さまざまな疾患のリスクが増加することから、脂質はひかえめにとることが望ましい栄養素だといえます。しかし脂質の種類ごとにみると、健康への影響は大きく2種類にわかれます。脂質（種類にかかわらず）と飽和脂肪酸についてては疾患リスクが増加する結果が多く、DHAやEPAに代表されるn－3

表 5-11 脂質と死亡率のメタアナリシス一覧

◎食品からの脂質

調査項目	対象疾患	判定	発表年	PubMed ID
飽和脂肪酸	死亡率	＋	2013	23865702

脂肪酸については疾患リスクが減少する結果が多いというものです。このためn－3脂肪酸はよい脂質だと思われます。しかし、n－3脂肪酸の量を多くとることよりもむしろ、もう一方の多価不飽和脂肪酸であるn－6脂肪酸（リノール酸）をとりすぎないことを合わせて考えることが重要だと思われます。くわしくはCHAPTER4の1「野菜中心生活で脂質の問題は解決できるの？」をご覧ください。

第6項　穀物、炭水化物、糖

炭水化物とは、タンパク質、脂質とともに、三大栄養素の一つです。炭水化物は体内で消化されて糖に分解されます。糖は小腸から吸収されて血流にのり、体のすみずみの細胞に運ばれてとりこまれ、細胞のエネルギー源になるほか、細胞を正しく機能させるために働きます。私たちはこれらの炭水化物をとらなければ生きていけませんが、現代の日本における問題は、精製された穀物である精白米、精製小麦、精白糖を多くとることによる健康への悪影響です。そのことを明確に示しているのが穀物、炭水化物、そして糖に関するメタアナリシスです。

ここで、穀物と炭水化物と糖のちがいを確認しましょう。一言で説明すると、次のようになります。

穀物…………炭水化物を多く含む米、小麦、トウモロコシなど、主食となる食品
炭水化物……たくさんの糖が鎖状に結合したもの
糖…………生物の最も基本的なエネルギー源

肉も、これとよく似た分類ができるので、参考として紹介します。あわせて理解することでわかりやすくなるでしょう。

肉……………タンパク質を多く含む、動物の可食部
タンパク質……たくさんのアミノ酸が鎖状に結合したもので、精妙な機能をもつ
アミノ酸……生物の最も基本的な構成材料

グリセミック指数（GI）とグリセミック負荷（GL）

この項のメタアナリシスには、GIとGLという言葉がよくでてきます。GIとは、グリセミック指数（Glycemic Index）といって、血糖値を上げる効果が最も強いブドウ糖（グルコース）を100として、さまざまな食品がもつ血糖値を上げる力を数値化したものです。数値が100に近いほど食後の血糖値を上げる力が強いことになります。このあと紹介するメタアナリシスでわかり

ますが、ＧＩ値が高い食品をとるほどがんや心臓疾患、糖尿病などになりやすくなります。表Ｈには具体的な食品のＧＩ値を挙げてみました(37)。糖質が多く繊維が少ない食品ほど高ＧＩ食品であり、逆に繊維が多くなるほどＧＩ値が低くなっていく傾向があります。なおインターネットで検索すると、食品のＧＩ値はウェブサイトによってばらつきがあるため混乱しやすいので、正確な数値にはこだわらずおおまかな傾向を理解するにとどめておくことをおすすめします。

この表をみると、りんごやみかんが低ＧＩ食品となっています。果物は甘くて糖質が多いのになぜＧＩ値は低いのかと疑問に思う人もいるかもしれませんが、その理由は果物の糖質の多くは果糖（フルクトース）だからです。果糖はブドウ糖とちがって血糖値を上げる力が弱く、ＧＩ値は20程度ととても低いため、体にやさしい糖だといえます。

ＧＩとともによく登場するＧＬとは、グリセミック負荷（Glycemic Load）といって、血糖値を上げる食品をどれだけとったかを表わすものです。たとえばＧＩ値が中程度であっても、それを多く食べる食事は血糖値を上げる力が強いものとなります。そのような食事がＧＬ値の高い食事ということになります。一言でいうと、ＧＬ値が高い食事とは炭

表Ｈ　グリセミック指数（GI）による食品の分類

分類※	GI 値	食品例
高 GI 食品	90 ～ 60	白米、食パン、じゃがいも、炭酸飲料（加糖）
中 GI 食品	60 ～ 40	玄米、全粒粉パン、とうもろこし、オレンジジュース
低 GI 食品	40 ～ 20	りんご、みかん、にんじん、ナッツ、トマトジュース

※ 高・中・低という分類は著者による独自のものです。

水化物を多くとる食事のことです。
メタアナリシスの結果をみると、GIとGLのどちらも病気になるリスクを増加させます。つまり、糖質が多く繊維の少ない食品（高GI食品）をとること、そして炭水化物を多くとる食事（高GLの食事）によって、多くの疾患になりやすいことが示されています。それでは、メタアナリシスの結果を具体的にみてみましょう。

6-1項　炭水化物と大腸がん

表をみると、炭水化物によって大腸がんになりやすくなることは、ほぼないことがわかります。またコーラなどの糖を多く加えた飲料について調べた論文でも、大腸がんへの影響はないことがわかります。糖に関するこの論文では、13のコホート研究を統合し、73万人ぶんのデータを分析した結果、加糖炭酸飲料を1日350㎖飲むことで結腸がんのリスクが上がることはないことが示

表 6-1　炭水化物・糖とその他のがんのメタアナリシス一覧

◎炭水化物※1

調査項目	対象疾患	判定	発表年	PubMed ID
高 GI 食品	結腸直腸がん	?+	2012	22418776
高 GL の食事	結腸直腸がん	0	2012	22418776
高 GI 食品	結腸直腸がん	0	2009	19088152

◎糖

調査項目	対象疾患	判定	発表年	PubMed ID
加糖飲料（炭酸）（350ml／日）	結腸がん	0	2010	20453203

メタアナリシスとは、疫学研究（人々の生活習慣と疾患の発生率について調べた研究）を複数統合したもの。「食と疾患」の研究論文の最高峰。

対象疾患の説明はCHAPTER1の3を参照。判定の見方は表A（33ページ）を参照。

※1 簡単にいうと、高GI食品とは糖分の高い食品であり、高GLの食事とは炭水化物を多くとる食事です。くわしくは143ページを参照。

されています。コホート研究とは、疫学研究のうち、通常10年前後、長いものでは20年、30年と長期にわたって調べた研究です。より精度の高い結果が得られます。

6－2項　炭水化物と乳がん

表をみると、糖分の高い食品（高GI食品）をとる人は乳がんになりやすいとの結果となっています。この表のうち最も大きなデータを分析しているのは2011年の論文です。10のコホート研究（高精度の疫学研究）を統合し、58万人ぶんのデータを分析した結果、高GI食品を多くとる人は乳がんになるリスクが8％高いことが示されています。

6－3項　炭水化物とその他のがん

表をみると、炭水化物や糖を多くとる人はがんになりやすいという結果となっています。この表のうち最も大きなデータを

表 6-2　炭水化物と乳がんのメタアナリシス一覧

◎炭水化物※1

調査項目	対象疾患	判定	発表年	PubMed ID
高 GI 食品	乳がん	+	2011	21221764
高 GL の食事	乳がん	0	2011	21221764
高 GI 食品	乳がん	+	2008	18326601
高 GI 食品	乳がん	?+	2008	18728653

メタアナリシスとは、疫学研究（人々の生活習慣と疾患の発生率について調べた研究）を複数統合したもの。「食と疾患」の研究論文の最高峰。

対象疾患の説明はCHAPTER1の3を参照。判定の見方は表A（33ページ）を参照。

※1 簡単にいうと、高GI食品とは糖分の高い食品であり、高GLの食事とは炭水化物を多くとる食事です。くわしくは143ページを参照。

分析しているのは、果糖について調べた2012年の論文です。7つのコホート研究（高精度の疫学研究）を統合し、116万人分のデータを分析したところ、果糖を多くとる人はすい臓がんになるリスクが18％高いことが示されています。この項の冒頭で表Hの説明をしたとき、果糖はGI値が低く体にやさしい糖だといったのになぜ果糖によってすい臓がんになるリスクが高いのかと疑問に思うかもしれませんが、この論文の著者は近年の食環境の変化が原因かもしれないと考えています。著者によると、アメリカではこの20年で炭酸飲料などに使われる甘味料の大部分がこれまでのショ糖（砂糖）から果糖に変わり、その結果として多量の果糖を摂取するようになったとのことです。また、炭酸飲料だけでなく果物のジュースからとる果糖も原因の一つかもしれないといっています。

表 6-3 炭水化物・糖とその他のがんのメタアナリシス一覧

◎炭水化物※1

調査項目	対象疾患	判定	発表年	PubMed ID
高 GL の食事	子宮体がん	+	2013	22648201
高 GI 食品	すい臓がん	0	2012	22539563
高 GL の食事	子宮体がん	+	2008	18665189
高 GI 食品、高 GL の食事	子宮体がん	+	2008	18541570

◎糖

調査項目	対象疾患	判定	発表年	PubMed ID
果糖	すい臓がん	+	2012	22539563
加糖飲料	すい臓がん	?	2011	20981481

※1 簡単にいうと、高GI食品とは糖分の高い食品であり、高GLの食事とは炭水化物を多くとる食事です。くわしくは143ページを参照。

6－4項　炭水化物・糖と心臓疾患

表をみると、糖分の高い食品（高GI食品）をとる人や、炭水化物の多い食事（高GLの食事）をとる人は心臓疾患になりやすいことがわかります。また、糖を多く加えた飲料によっても、心臓疾患になるリスクが高くなることが示されています。

6－5項　穀物・炭水化物・糖と糖尿病

炭水化物の表をみると、糖分の高い食品をとる人や炭水化物の多い食事をする人は糖尿病になりやすいことがわかります。一方、表の一番上の論文では全粒穀物によって逆に糖尿病になりにくくなるという結果でした。日本で最も一般的な全粒穀物は玄米です。その他、全粒粉で作られたパンや全粒穀物のシリアルなどがあります。なお最近、お店で全粒粉入りのパンをみ

表 6-4　炭水化物・糖と心臓疾患のメタアナリシス一覧

◎炭水化物※1

調査項目	対象疾患	判定	発表年	PubMed ID
高 GL の食事	冠動脈性心疾患	＋＋	2013	23316283
高 GI 食品、高 GL の食事	心臓血管疾患	＋	2012	22727193
高 GI 食品、高 GL の食事	冠動脈性心疾患	＋	2012	22440121
高 GI 食品	冠動脈性心疾患	＋＋	2008	18326601

◎糖

調査項目	対象疾患	判定	発表年	PubMed ID
加糖飲料	冠動脈性心疾患	＋	2014	24583500

メタアナリシスとは、疫学研究（人々の生活習慣と疾患の発生率について調べた研究）を複数統合したもの。「食と疾患」の研究論文の最高峰。

対象疾患の説明はCHAPTER1の3を参照。判定の見方は表A（33ページ）を参照。

※1 簡単にいうと、高GI食品とは糖分の高い食品であり、高GLの食事とは炭水化物を多くとる食事です。くわしくは143ページを参照。

かけますが、全粒粉の入っている割合が低い場合は予防効果はあまり期待できません。

表の上から二番目と三番目の論文では、白米食に関する興味深い結果が示されています。この論文では対象者をアジア人（中国人と日本人）と欧米人にわけて分析を行いました。７つのコホート研究（高精度の疫学研究）を統合し、35万人ぶんのデータを分析した結果、アジア人のうち白米を多く食べる人は糖尿病になるリスクが55％高いのに対して、欧米人の場合はリスクの増加はみられませんでした。これはアジア人と欧米人では米を食べる量が大きく異なっているからです。１人あたりの年間の消費量は、中国が80kg、日

表 6-5　穀物・炭水化物・糖と糖尿病(2型)のメタアナリシス一覧

◎穀物

調査項目	対象疾患	判定	発表年	PubMed ID
全粒穀物（90g／日）	糖尿病	－－	2013	24158434
アジア人の白米食	糖尿病	＋＋＋	2012	22422870
欧米人の白米食	糖尿病	？	2012	22422870

◎炭水化物※1

調査項目	対象疾患	判定	発表年	PubMed ID
高 GI 食品	糖尿病	＋	2013	24265366
炭水化物	糖尿病	＋	2013	23378452
GL（100g／日）	糖尿病	＋＋	2013	23364021
高 GI 食品、高 GL の食事	糖尿病	＋	2012	22017823
高 GI 食品、高 GL の食事	糖尿病	＋＋	2008	18326601

◎糖

調査項目	対象疾患	判定	発表年	PubMed ID
加糖飲料	糖尿病	＋	2014	24932880
人工甘味料添加飲料	糖尿病	＋	2014	24932880
加糖飲料	糖尿病	＋＋	2010	20693348

※１簡単にいうと、高GI食品とは糖分の高い食品であり、高GLの食事とは炭水化物を多くとる食事です。くわしくは143ページを参照。

本が60kgなのに対して、アメリカは10kg、欧州では5kgです[38]。そのため、白米を食べることによる糖尿病リスクの増加がアジアで顕著なのは当然といえます。白米のようにGI値が高い食品には注意が必要でしょう。

糖についての表をみると、加糖飲料について調べた論文が2報あります。加糖飲料とは糖を多く加えた炭酸飲料などのことです。たとえば350mlのコーラ1缶に含まれる糖は、重さにして角砂糖10個ぶんだという話は有名です。これほど多くの糖をとってはたして大丈夫なのだろうか、という疑問に答えるのがこの論文の研究結果です。2014年の論文では、11のコホート研究を統合した結果、加糖飲料を多くとる人は糖尿病になるリスクが20%高いことが示されています。さらにこの論文では、人工甘味料を添加した飲料についても調べています。その結果、人工甘味料添加飲料をとる人は糖尿病になるリスクが13%高いことが示されています。ただ、このような飲料が直接糖尿病を引き起こす原因となるというよりも、このような飲料を好む人の食生活や生活習慣自体が糖尿病の原因となっている可能性があります。

表 6-6　糖とメタボのメタアナリシス一覧

調査項目	対象疾患	判定	発表年	PubMed ID
加糖飲料	小児の肥満	+++	2013	23321486
加糖飲料	メタボ	+	2010	20693348

メタアナリシスとは、疫学研究（人々の生活習慣と疾患の発生率について調べた研究）を複数統合したもの。「食と疾患」の研究論文の最高峰。

対象疾患の説明はCHAPTER1の3を参照。判定の見方は表A（33ページ）を参照。

6−6項　糖とメタボ

表をみると、コーラなどの加糖飲料をとる人はメタボや肥満になりやすいことがわかります。特に小児の肥満への影響は大きいようです。2013年の論文では、5つのコホート研究（高精度の疫学研究）を統合し、1万2千人ぶんの小児のデータを分析した結果、加糖飲料を1日に1缶（350㎖）以上とる人は肥満になるリスクが55％高いことが示されています。

6−7項　糖とアレルギー疾患

2013年の論文は、アレルギー性の皮膚炎（アトピー性皮膚炎を含む）を対象としたものです。健康な赤ちゃんにオリゴ糖を与えることで、その子供が2歳くらいになるまでにアレルギー性皮膚炎の発症を予防できるかどうかを調べています。この論文では、4つの臨床試験を統合し、1400人ぶんの乳児のデータを分析した結果、乳児にオリゴ糖を与えることでその子たちがアレルギー性皮膚炎を発症するリスクが32％減少することが示されています。オリゴ糖は、善玉の腸内細菌のえさとなることで腸内の善玉菌が増えるのを助け、そ

表 6-7　糖とアレルギー疾患のメタアナリシス一覧

調査項目	対象疾患	判定	発表年	PubMed ID
オリゴ糖（プレバイオティクス）	アレルギー性皮膚炎	−−	2013	23543544

して腸内環境がよくなることで、体によい影響がおよぶというものです。こうした考え方の食品をプレバイオティクスと呼びます。この論文では乳児にオリゴ糖を与えていますが、それが腸内環境を調えることで子供の免疫が正しく発達するのを助けているのかもしれません。

6−8項　糖と目の疾患

表の論文では、7つの疫学研究を統合し、1万人ぶんのデータを分析した結果、炭水化物を多くとる人や糖分の高い食品（高GI食品）をとる人は白内障になるリスクが高いことが示されています。ただ、分析したデータの規模は大きくないため、結果は今後変わる可能性があります。

6−9項　糖と感染症

キシリトールといえば、虫歯にならない甘味料としてガ

表 6-8　炭水化物と目の疾患のメタアナリシス一覧

調査項目	対象疾患	判定	発表年	PubMed ID
炭水化物、高 GI 食品	加齢性白内障	＋	2014	24833741

メタアナリシスとは、疫学研究（人々の生活習慣と疾患の発生率について調べた研究）や臨床試験を複数統合したもの。「食と疾患」の研究論文の最高峰。
対象疾患の説明はCHAPTER1の3を参照。判定の見方は表A（33ページ）を参照。

表 6-9　糖と感染症のメタアナリシス一覧

調査項目	対象疾患	判定	発表年	PubMed ID
キシリトール	中耳炎	−−	2011	22071833
キシリトール	中耳炎	−−	2010	20874048

ムなどに使われていますが、中耳炎の予防についても研究されており、2報の論文が発表されています。発表年の新しい2011年の論文では、3つの臨床試験を統合し、児童2千人ぶんのデータを分析した結果、キシリトールをとることで中耳炎になるリスクが25％減少することが示されています。しかし、どちらの論文もデータの規模は小さいため、はっきりした結果を得るためにはさらなる研究結果を待つ必要があります。

6－10項　炭水化物の結論

以上のように、炭水化物や糖を多くとることによって、さまざまな疾患のリスクが増加することがわかります。炭水化物によって特にリスクが高まるのが糖尿病です。白米を多く食べる人は糖尿病のリスクが55％も高いことが示されているほか、1日1～2缶の加糖飲料によってリスクが26％高くなるという論文もあります。また高GI食品や高GL食によっても糖尿病になりやすくなることが示されています。それに対して玄米などの全粒穀物では、糖尿病になるリスクが大きく減少することが示されています。白米や玄米は主食であり、他の食品とくらべて1日にとる量が多いため、糖尿病のリスクに与える影響は大きいと考えられます。

炭水化物によってリスクが増加する疾患は糖尿病のほか、乳がんなどのがん、そして心臓疾患があります。炭水化物を多くとることで、多くの病気になりやすくなると認識すべきでしょう。

4 魚と牛乳とたまご ～どれもおおむねよい食品～

第7項　魚

日本人の魚ばなれが進んでいます。図18には、魚介類と肉類の消費量の変化(39)をグラフにしました。これをみると、魚介の消費量は年々減り続けており、1人あたりの消費量は1995年から2009年までに25%も減少しています。これは非常に大きな減少であり、このペースで減り続けると、40年後の日本には魚介を食べる人がいなくなってしまうほどです。その一方で、肉類の消費はゆるやかに増加し、2009年にはついに魚の消費量よりも多い状態となりました。

メタ・チャートをみると、魚の列には青が多いことから、魚を食べることで多くの疾患の予防に効果があることがわかります。魚がどのように健康によいかをくわしく知ることで、「もっと魚が食べたい」と思うようになるかもしれません。それでは具体的なメタアナリシスの結果をみていきましょう。

7−1項　魚と大腸がん

表の論文のうち最も大きなデータを分析しているのは2012年の論文です。22のコホート研究（高精度の疫学研究）を統合し、121万人ぶんという大きな規模のデータを分析していますが、結果ははっきりしないものとなっています。しかし、少なくとも肉とくらべて健康的だとはいえるでしょう。

なお2013年に発表された日本人だけを対象とした研究の論文では魚の効果は不明でしたが、これは日本人が食べる魚の量が世界的にみて多いことが理由として考えられます。日本人のなかで魚を多くとる人とあまりとらない人を比較しても、世界の平均からみるとみんな多くとっていることになるので、比較にならないということです。

図 18　魚介類と肉類の消費量の推移

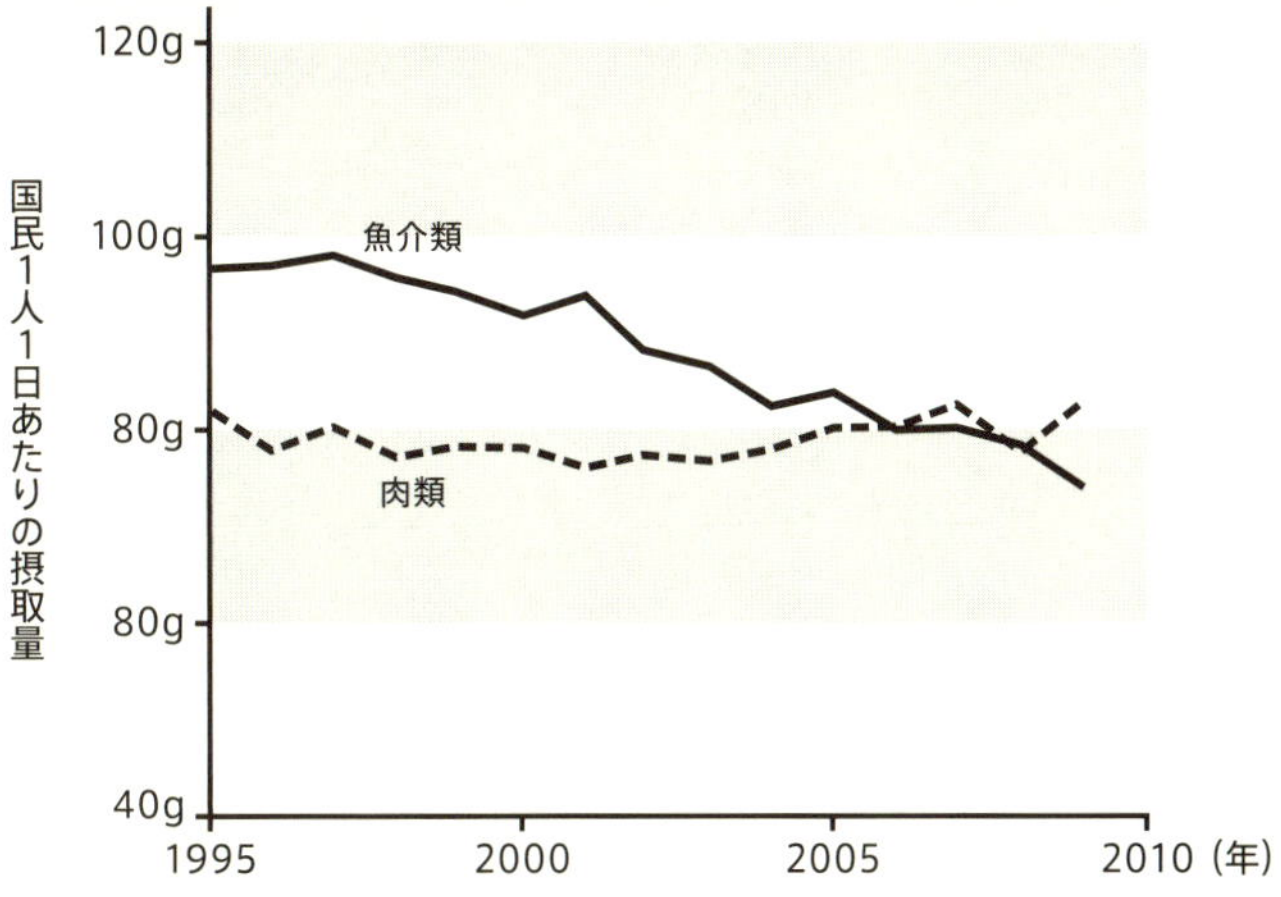

表 7-1 魚と大腸がんのメタアナリシス一覧

調査項目	対象疾患	判定	発表年	PubMed ID
魚	結腸直腸がん（日本人）	?	2013	23878344
魚	結腸直腸がん	?–	2012	22513196
魚	結腸直腸がん	–	2007	17823383

メタアナリシスとは、疫学研究（人々の生活習慣と疾患の発生率について調べた研究）を複数統合したもの。「食と疾患」の研究論文の最高峰。

対象疾患の説明はCHAPTER1の3を参照。判定の見方は表A（33ページ）を参照。

表 7-2 魚と前立腺がんのメタアナリシス一覧

調査項目	対象疾患	判定	発表年	PubMed ID
魚	前立腺がん	0	2011	20844069

表 7-3 魚とその他のがんのメタアナリシス一覧

調査項目	対象疾患	判定	発表年	PubMed ID
魚	肺がん	–	2014	24707954
魚	肝細胞がん	– –	2014	24588342
魚	腎臓がん	0	2014	24312383
魚	食道がん	–	2013	23590703
魚	食道扁平上皮がん	–	2013	23321574
魚	肺がん	0	2012	22855553
魚	すい臓がん	?	2012	22535760
魚	すい臓がん	0	2012	22018953
魚	胆のうがん	?	2011	21929755
魚	胃がん	?	2011	21247502
魚	卵巣がん	?	2010	20392889
魚	甲状腺がん	?	2001	11456234

7－2項　魚と前立腺がん

表の論文では、魚には前立腺がんの予防効果はないという結果となっています。

7－3項　魚とその他のがん

表をみると、魚は肝臓や食道、肺のがんに対しては予防効果がみられますが、その他のがんに対してはは予防効果はないか、または不明となっています。参考として肝臓のがんについて調べた2014年の論文を紹介すると、4つのコホート研究（高精度の疫学研究）を統合し、117万人ぶんのデータを分析した結果、魚をよくとる人は肝臓がんになるリスクが26％低いことが示されています。

7－4項　魚と心臓疾患

表をみると、魚は心臓疾患の予防に効果的であることがよくわかります。最も新しい2014年の論文では、7つのコホート研究（高精度の疫学研究）を統合し、30万人ぶんのデータを分析した結果、魚を月に1食～4食とる人は心臓疾患になるリスクが18％低いことが示されています。これらの論文をくわしく読むと、魚を月に数回とる人とくらべて、週に1回、2～4回、5回以上ととる回数が増えるほど予防効果が大きくなるという傾向がみられます。

7－5項　魚と脳卒中

表をみると、魚は脳卒中の予防に効果的であることがわかります。これらの論文によると、魚をとる頻度が増えるほど脳卒中の予防効果が大きくなる傾向がみられます。このような脳卒中の予防効果は、ほぼ魚にのみ含まれる脂質である長鎖n－3脂肪酸（DHAとEPAのこと）によるものと考えられています。

表 7-4　魚と心臓疾患のメタアナリシス一覧

調査項目	対象疾患	判定	発表年	PubMed ID
魚（1～4 食／月）	急性冠症候群※1	－	2014	24802020
魚（1 食以上／週）	心不全※2	－	2013	23489806
魚	心不全	－	2012	22682084
魚（2～4 食／週）	冠動脈性心疾患による死亡	－－	2012	21914258
魚（2～4 食／週）	冠動脈性心疾患による死亡	－－	2004	15184295
魚	冠動脈性心疾患	－	2004	15110203

メタアナリシスとは、疫学研究（人々の生活習慣と疾患の発生率について調べた研究）を複数統合したもの。「食と疾患」の研究論文の最高峰。
対象疾患の説明はCHAPTER1の3を参照。判定の見方は表A（33ページ）を参照。
※1 急性冠症候群とは、冠動脈が突然ふさがることで起こる心筋梗塞や狭心症などのことです。
※2 心不全とは、心臓の機能が低下することによって動悸や息切れ、疲労などの症状がでることです。

表 7-5　魚と脳卒中のメタアナリシス一覧

調査項目	対象疾患	判定	発表年	PubMed ID
魚（1 食以上／週）	脳卒中	－	2013	23031847
魚（2～4 食／週）	脳卒中	－	2012	23112118
魚（3 食／週）	脳卒中	－	2011	21903950
魚（1 食／週）	脳卒中	－	2004	15155968

7−6項　魚と糖尿病

表の上側にある2報の論文では、どちらも分析しているデータは約50万人ぶんという大きな規模ではあるのですが、結果ははっきりしないものとなっています。ところがデータを欧米諸国（主にアメリカ）とアジア諸国（中国と日本）にわけて分析したところ、それぞれの地域で異なる傾向があることがはっきりしてきました。２０１３年の論文では、欧米諸国で魚を多くとる人は糖尿病になるリスクが20％高いことが示された一方で、アジア諸国で魚を多くとる人は糖尿病になるリスクが11％低いことが示されています。このように地域を二つにわけて調べた3報の論文の結果はどれも同様のものでした。アメリカとアジアの結果のちがいについては、両地域の魚の食べ方のちがいが影響している可能性が考えられます。アメリカでは魚をフライにして食べる

表 7-6　魚と糖尿病(2 型)のメタアナリシス一覧

調査項目	対象疾患	判定	発表年	PubMed ID
魚	糖尿病	?+	2012	22857650
魚	糖尿病	?	2012	22442398

• 欧米諸国の研究

調査項目	対象疾患	判定	発表年	PubMed ID
魚	糖尿病	+	2013	22984522
魚介	糖尿病	++	2012	22591895
魚(1食／週)	糖尿病	+	2012	22442397

• アジア諸国の研究

調査項目	対象疾患	判定	発表年	PubMed ID
魚	糖尿病	−	2013	22984522
魚介	糖尿病	−	2012	22591895
魚(1食／週)	糖尿病	0	2012	22442397

のが好まれるため、魚を多くとる人は魚とともにフライによる油や炭水化物も多くとることとなり、それが糖尿病のリスクを増加させているという考え方です。その一方でアジアでは煮魚、焼き魚、刺身という食べ方が一般的なので、魚のよい影響が純粋な形で糖尿病予防に役立っているのではないかと考えられます。

7－7項　魚とぜんそく

表の論文では、3つのコホート研究（高精度の疫学研究）を統合し、1万人ぶんのデータを分析しています。その結果、乳児が1歳の時点で魚を食べている場合、その子が2歳～5歳になるまでにぜんそくになるリスクが25％低いことが示されています。これはまだデータの規模が小さな論文ですが、魚の大きな可能性を示唆しています。

7－8項　魚と目の疾患

表の対象疾患にある加齢黄斑変性とは、加齢にともなう網膜の障害に

表 7-7　魚とぜんそくのメタアナリシス一覧

調査項目	対象疾患	判定	発表年	PubMed ID
乳児への魚	ぜんそく	ーー	2014	24265794

メタアナリシスとは、疫学研究（人々の生活習慣と疾患の発生率について調べた研究）を複数統合したもの。「食と疾患」の研究論文の最高峰。

対象疾患の説明はCHAPTER1の3を参照。判定の見方は表A（33ページ）を参照。

よって目がみえなくなっていく疾患です。表の論文では、魚をとることに加齢黄斑変性の予防効果があることが示されています。この効果は、魚に含まれるＤＨＡやＥＰＡによるものと考えられています。

7-9項　魚の結論

メタ・チャートをみると、魚については黄色やグレーもありますが、全体的に青が多くならんでいます。したがって、さまざまな疾患に対して予防効果があることがわかります。特に心臓疾患と脳卒中においては、疾患の予防効果はかなり明確だといってよいでしょう。

ただ、糖尿病の研究結果でみられる赤いところは要注意です。欧米諸国で行われた疫学研究では、魚を多くとる人に糖尿病の患者が多いことがわかりました。これは魚の食べ方（フライにすることで脂質やカロリーのとりすぎとなる）が影響していることが考えられます。食べ方に注意すれば、魚はおおむね健康によい食品だといってよいでしょう。

表 7-8　魚と目の疾患のメタアナリシス一覧

調査項目	対象疾患	判定	発表年	PubMed ID
魚（2 食以上／週）	加齢黄斑変性	ー	2008	18541848

第8項　牛乳・乳製品・たまご

菜食主義者にはベジタリアンとビーガンという二種類があります。ベジタリアンは牛乳やたまごをとる人たちであり、ビーガンとは牛乳もたまごもとらない人たちです。これらの選択にはいろいろな理由があるのでしょうが、はたして科学的には健康によいのでしょうか、それとも悪いのでしょうか。これにはいまだ明快な答えが出ているとはいえません。このような状況に対して、現時点での答えを提供するのがメタアナリシスです。メタ・チャートをみると、牛乳や乳製品は、前立腺がんなど一部のがんのリスクは増加させるものの、心臓疾患や脳卒中、糖尿病などに対しては予防効果があることから、おおむねよい食品だといえるでしょう。たまごについては、メタアナリシスが少なく明確な答えがない状況ですが、糖尿病になりやすい結果がはっきり出ていることから、とりすぎには注意したほうがよい、ということがわかります。

なお、メタアナリシスでは牛乳と乳製品はわけて扱われるのが一般的です。したがって、調査項目に乳製品とある場合は基本的に牛乳を含みません。

8－1項　牛乳・乳製品と大腸がん

表をみると、牛乳や乳製品は大腸がんの予防に効果的であることがわかります。最も新しい20

14年の論文では、15のコホート研究（高精度の疫学研究）を統合し、90万人ぶんのデータを分析した結果、牛乳をとる人は大腸がんになるリスクが26％低いことが示されています。これはデータの規模が大きな論文であり、結果の信頼性は高いといえます。また、他の4報のメタアナリシスをみても結果が一貫しているため、牛乳および乳製品による大腸がんの予防効果は確かでしょう。

8-2項　牛乳・乳製品・たまごと前立腺がん

表には牛乳または乳製品について調べた論文が4報あります。2007年の論文までは「＋」の判定でしたが、最も新しい論文では「?」という判定となっています。現時点では牛乳や乳製品による前立腺がんへの影響は、リスク増加の可能性はあるものの、はっきりしていない状況です。

たまごについて調べた2013年の論文では、6つのコホート研究（高精度の疫学研究）を統合し、24万人以上のデータを分析した結果、たまごを多くとっても前立腺がんへの影響はないこと

表 8-1　牛乳・乳製品と大腸がんのメタアナリシス一覧

調査項目	対象疾患	判定	発表年	PubMed ID
牛乳	結腸直腸がん	ーー	2014	24499149
牛乳、乳製品	結腸直腸がん	ー	2012	21617020
牛乳、乳製品	結腸がん	ー	2009	19116875
牛乳、乳製品	結腸直腸がん	ー	2006	17044768
牛乳	結腸直腸がん	ー	2004	15240785

メタアナリシスとは、疫学研究（人々の生活習慣と疾患の発生率について調べた研究）を複数統合したもの。「食と疾患」の研究論文の最高峰。

対象疾患の説明はCHAPTER1の3を参照。判定の見方は表A（33ページ）を参照。

が示されています。

8−3項　牛乳・乳製品と乳がん

表をみると、どちらの結果が正しいのかわからなくなりそうですが、基本的には発表年の新しい論文のほうが高い信頼性があるため、牛乳や乳製品は乳がんの予防に効果的だといえます。２０１１年の論文では、18のコホート研究（高精度の疫学研究）を統合し、１００万人ぶんのデータを分析した結果、牛乳および乳製品をとる人は乳がんになるリスクが15％低いことが示されています。一方、１９９３年の論文はかなり古いものであり、この結果は研究初期の一時的な結果であったといえます。

表 8-2　牛乳・乳製品・たまごと前立腺がんのメタアナリシス一覧

◎牛乳・乳製品

調査項目	対象疾患	判定	発表年	PubMed ID
牛乳、乳製品	前立腺がん	?	2008	18584476
牛乳、乳製品	前立腺がん	+	2007	17704029
牛乳、乳製品	前立腺がん	+	2005	16333032
牛乳	前立腺がん	++	2004	15203374

◎たまご

調査項目	対象疾患	判定	発表年	PubMed ID
たまご	前立腺がん	0	2013	23167401

メタアナリシスとは、疫学研究（人々の生活習慣と疾患の発生率について調べた研究）を複数統合したもの。「食と疾患」の研究論文の最高峰。

対象疾患の説明はCHAPTER1の3を参照。判定の見方は表A（33ページ）を参照。

表 8-3　牛乳・乳製品と乳がんのメタアナリシス一覧

調査項目	対象疾患	判定	発表年	PubMed ID
牛乳、乳製品	乳がん	−	2011	21442197
牛乳	乳がん	+	1993	8353053

8−4項　牛乳・乳製品・たまごとその他のがん

表をみると、牛乳と乳製品の結果は二極化しています。胆のうがんに対しては予防に効果的ですが、卵巣がんにはなりやすくなるようです。胆のうがんについて調べた2報のうち、2011年の論文はより大きなデータを分析しているため、結果の信頼性はより高いものとなっています（2011年の論文は36万人、2012年の論文は12万人のデータを分析）。

8−5項　牛乳・乳製品・たまごと心臓疾患

表をみると、牛乳や乳製品では心臓疾患の予防効果がみられますが、たまごについては2報の論文で異なる結果となっています。どちらも約30万人ぶんのデータを分析していますが、結果は一致していないことから、たまごによる心臓疾患への影響はいまだはっきりしていないといえます。

● 表 8−4　牛乳・乳製品・たまごとその他のがんのメタアナリシス一覧 ●

◎牛乳・乳製品

調査項目	対象疾患	判定	発表年	PubMed ID
牛乳	胆のうがん	?−	2012	22137695
牛乳	胆のうがん	−	2011	22043867
牛乳、乳製品	卵巣がん	+	2006	16492930
牛乳、乳製品	卵巣がん	+	2006	16052536

◎たまご

調査項目	対象疾患	判定	発表年	PubMed ID
たまご	胆のうがん	?	2013	23659445

8—6項　牛乳・乳製品・たまごと脳卒中

表をみると、牛乳や乳製品は脳卒中の予防に効果的であることがわかります。２０１４年の論文では、15のコホート研究（高精度の疫学研究）を統合し、76万人ぶんのデータを分析した結果、乳製品をとる人は脳卒中になるリスクが12％低いことが示されています。

8—7項　牛乳・乳製品・たまごと糖尿病

表をみると、牛乳や乳製品（特に低脂肪のもの）は糖尿病の予防に効果的であることがわかります。表の一番上の論文では、15のコホート研究（高精度の疫学研究）を統合し、53万人ぶんのデータを分析した結果、乳製品をよくとる人は糖尿病になるリスクが11％低いことが示されています。

一方、たまごでは逆に糖尿病になりやすくなることがわ

表 8-5　牛乳・乳製品・たまごと心臓疾患のメタアナリシス一覧

◎牛乳・乳製品

調査項目	対象疾患	判定	発表年	PubMed ID
牛乳（200ml／日）	心臓血管疾患	−	2011	21068345
牛乳、乳製品	心臓疾患	−	2008	19155432
牛乳、乳製品	冠動脈性心疾患	?−	2004	15116074

◎たまご

調査項目	対象疾患	判定	発表年	PubMed ID
たまご	心臓血管疾患	0	2013	23676423
たまご	心臓血管疾患	＋	2013	23643053

メタアナリシスとは、疫学研究（人々の生活習慣と疾患の発生率について調べた研究）を複数統合したもの。「食と疾患」の研究論文の最高峰。

対象疾患の説明はCHAPTER1の3を参照。判定の見方は表A（33ページ）を参照。

かります。2報のうち上側の論文では、5つのコホート研究を統合し、7万人ぶんのデータを分析した結果、たまごを多くとる人は糖尿病になるリスクが42％高いことが示されています。

表 8-6 牛乳・乳製品・たまごと脳卒中のメタアナリシス一覧

◎牛乳・乳製品

調査項目	対象疾患	判定	発表年	PubMed ID
乳製品	脳卒中	−	2014	24472634
牛乳、乳製品	脳卒中	−−	2008	19155432
牛乳、乳製品	脳梗塞	−	2004	15116074

◎たまご

調査項目	対象疾患	判定	発表年	PubMed ID
たまご（1個／日）	脳卒中	?−	2013	23295181

表 8-7 牛乳・乳製品・たまごと糖尿病（2型）のメタアナリシス一覧

◎牛乳・乳製品

調査項目	対象疾患	判定	発表年	PubMed ID
乳製品	糖尿病	−	2013	24086304
牛乳、低脂肪乳製品	糖尿病	−	2013	23945722
高脂肪乳製品	糖尿病	0	2013	23945722
乳製品	糖尿病	−	2011	21559046
牛乳、乳製品	糖尿病	−	2008	19155432

◎たまご

調査項目	対象疾患	判定	発表年	PubMed ID
たまご	糖尿病	++	2013	23676423
たまご	糖尿病	++	2013	23643053

8―8項　牛乳とアレルギー疾患

生乳についての論文が2008年に発表されています。生乳とは牛からしぼったあと加熱殺菌をする前の牛乳です。加熱殺菌後の牛乳は1㎖あたりの細菌が5万個以下とすることが食品衛生法によって定められていますが、殺菌処理前である生乳にはこの基準よりもずっと多い細菌がいます。「生活環境にある細菌は体に悪い」という考え方が世の中では一般的ですが、逆に細菌を積極的に体にとりこむことによってアレルギー疾患が予防できるかもしれないという仮説があります。これは衛生理論と呼ばれるもので、生活環境に菌などの微生物が少ない〝きれいな環境〟がアトピーなどのアレルギー疾患の原因となるという考え方です。2008年の論文でもその理論を検証するのが目的となっています。この論文では、7つの疫学研究を統合した結果、生乳を飲んだ経験がある人はアトピーにな

第8項

表 8-8　牛乳とアレルギー疾患のメタアナリシス一覧

・生乳

調査項目	対象疾患	判定	発表年	PubMed ID
生乳	アトピー性皮膚炎	ー	2008	18940137

・妊娠中の牛乳忌避※1

調査項目	対象疾患	判定	発表年	PubMed ID
妊娠中のアレルゲン忌避（牛乳、たまご等）	子のアトピー性皮膚炎	?	2012	22972039
妊娠中のアレルゲン忌避（牛乳、たまご等）	子のアトピー性皮膚炎	?	2006	16855951

メタアナリシスとは、疫学研究（人々の生活習慣と疾患の発生率について調べた研究）を複数統合したもの。「食と疾患」の研究論文の最高峰。

対象疾患の説明はCHAPTER1の3を参照。判定の見方は表A（33ページ）を参照。

※1 これは、妊娠中に牛乳やたまごなど、アトピーの原因になるかもしれない食品をとらないようにすることです。

るリスクが低いことが示されています。ただし、分析したデータの規模は大きくないため、結果は今後変わる可能性があります。この論文ではほかにも衛生理論を裏付けるような分析結果があり、家に家畜やペットがいることや、家の中に細菌が多いほうがアトピーになりにくいというデータが示されています。

8-9項　牛乳と神経疾患

表の論文では、7つのコホート研究（高精度の疫学研究）を統合し、30万人ぶんのデータを分析した結果、牛乳をとる人はパーキンソン病になるリスクが45％高いことが示されています。

8-10項　牛乳と骨折

「牛乳を飲めば骨が強くなる」とは、だれもが正しいと思っていることでしょう。しかし、本当にそうなのでしょうか。牛乳はカルシウムが豊富で吸収率もよいという理由だけで骨折の予防になると結論づけることはできません。より正しい見解とは、何年ものあいだ牛乳を飲んだ人を調べた結果、どのくらい骨折しにく

表 8-9　牛乳と神経疾患のメタアナリシス一覧

調査項目	対象疾患	判定	発表年	PubMed ID
牛乳	パーキンソン病	＋＋	2014	24894826

かったかを何十万人もの人で調査した疫学研究の結果です。さらに、そのような疫学研究を複数統合したメタアナリシスによって、より真実に近い答えを得ることができます。

表にある2011年の論文では、6つのコホート研究（高精度の疫学研究）を統合し、平均16年のあいだ追跡調査した20万人ぶんの女性のデータを分析しています。その結果、牛乳には股関節の骨折を予防する効果はないことが示されています。股関節の骨折のうち代表的なのは大腿骨頚部骨折です。これは、ここ近年で非常に増えている骨折です（図14）。特に女性ではこの骨折が急増しており、寝たきりや要介護者になる大きな原因として深刻な問題となっています。骨とカルシウムについては、CHAPTER4の2「骨を丈夫にするにはカルシウムが必要？」もご覧ください。なお、男性の場合は8万人ぶんのデータを分析していますが、まだはっきりした結果は得られていません。

表 8-10 牛乳と骨折のメタアナリシス一覧

調査項目	対象疾患	判定	発表年	PubMed ID
牛乳（1杯／日）	股関節の骨折（女性）	0	2011	20949604
牛乳（1杯／日）	股関節の骨折（男性）	?–	2011	20949604
牛乳（1杯／日）	骨折	?	2005	15502959

メタアナリシスとは、疫学研究（人々の生活習慣と疾患の発生率について調べた研究）を複数統合したもの。「食と疾患」の研究論文の最高峰。

対象疾患の説明はCHAPTER1の3を参照。判定の見方は表A（33ページ）を参照。

8－11項　牛乳・乳製品・たまごの結論

牛乳やチーズなどの乳製品は、私たちの健康にとってよい食品なのでしょうか。がんの予防という観点では効果はまだら模様です。大腸がんや乳がん、胆のうがんでは予防効果がみられる一方、前立腺がんや卵巣がんでは発症するリスクが高くなることがメタアナリシスによって示されています。がん以外の疾患ではよい効果が確認されています。特に心臓疾患、脳卒中、そして糖尿病については、かなり信頼性の高い結果によって予防効果が示されています。このようにみると、牛乳や乳製品はおおむねよい食品ではないかと思われます。多すぎない程度においしくいただくのがよいでしょう。

一方、たまごについては、いまだメタアナリシスの数は少なく、はっきりしたことはそれほどわかっていません。前立腺がんについては、たまごを多くとっても発症するリスクは増加しないことが示されていますが、糖尿病については発症するリスクが大きく増加することが示されています。一方、心臓疾患や脳卒中については発症するリスクは増えるどころかむしろ減る傾向がみられます。このため、たまごは赤肉や加工肉とくらべるとよい食品だと思われます。とりすぎには気をつけながら、おいしくいただくのがよいでしょう。

5 飲みもの、塩分、食生活などの食に関する疑問に答える

第9項　緑茶・紅茶・コーヒー等

9－1項　緑茶・紅茶・コーヒーと大腸がん

表をみると、ほとんどの論文の結果に?がついており、茶などの飲料による大腸がんの予防効果は不明だという結果が多いことがわかります。一般的に、データの規模が小さい場合は結果がはっきりしないことはよくあります。しかし、表の論文はどれもデータの規模が小さいわけではありません。緑茶と紅茶とコーヒーのそれぞれ最も新しい論文では、分析しているデータの規模は35万人、54万人、65万人でした。このようにデータの規模が大きいにもかかわらず効果が不明なのは、予防効果があったとしてもごく小さいことが理由として考えられます。紅茶とコーヒーではははっきりと効果がないことがわかっていますが、緑茶についても大腸がんの予防効果は期待しない方がいいで

しょう。

9―2項　茶・コーヒーと前立腺がん

表をみると、茶による前立腺がんの予防効果は不明ですが、コーヒーには予防効果がみられます。

9―3項　緑茶・紅茶・コーヒーと乳がん

表をみると、茶（主に緑茶）による乳がんへの影響ははっきりわかっていませんが、紅茶によって乳がんになりやすくなるという論文があります。この論文では、5つのコホート研究（高

表 9-1　緑茶・紅茶・コーヒーと大腸がんのメタアナリシス一覧

◎緑茶

調査項目	対象疾患	判定	発表年	PubMed ID
緑茶	結腸直腸がん	?	2013	23163842
緑茶	結腸直腸がん	?	2013	22994721
緑茶	結腸直腸がん	?	2006	16638787

◎紅茶

調査項目	対象疾患	判定	発表年	PubMed ID
紅茶（250ml／日）	結腸がん	0	2010	20453203
紅茶	結腸直腸がん	?	2006	16638787

◎コーヒー

調査項目	対象疾患	判定	発表年	PubMed ID
コーヒー（3 杯以下／日）	結腸直腸がん	0	2014	23546611
コーヒー	結腸直腸がん	?−	2013	22694939
コーヒー（250ml／日）	結腸がん	0	2010	20453203
コーヒー	結腸直腸がん	?−	2009	19115212
コーヒー	結腸直腸がん	?	1998	9620048

メタアナリシスとは、疫学研究（人々の生活習慣と疾患の発生率について調べた研究）を複数統合したもの。「食と疾患」の研究論文の最高峰。

対象疾患の説明はCHAPTER1の3を参照。判定の見方は表A（33ページ）を参照。

表 9-2 茶・コーヒーと前立腺がんのメタアナリシス一覧

◎茶

調査項目	対象疾患	判定	発表年	PubMed ID
茶	前立腺がん	?	2014	24528523
緑茶、紅茶	前立腺がん	?	2011	21667398

◎コーヒー

調査項目	対象疾患	判定	発表年	PubMed ID
コーヒー	前立腺がん	−	2014	24300907
コーヒー(3 杯/日)	前立腺がん	−	2014	24276028
コーヒー	前立腺がん	?	2010	20590551

メタアナリシスとは、疫学研究（人々の生活習慣と疾患の発生率について調べた研究）を複数統合したもの。「食と疾患」の研究論文の最高峰。

対象疾患の説明はCHAPTER1の3を参照。判定の見方は表A（33ページ）を参照。

表 9-3 緑茶・紅茶・コーヒーと乳がんのメタアナリシス一覧

◎緑茶

調査項目	対象疾患	判定	発表年	PubMed ID
茶	乳がん(中国人)	?−	2013	24460331
緑茶	乳がん	?	2010	19437116
緑茶	乳がん	?	2006	16311246
緑茶	乳がん	?	2005	15911927

◎紅茶

調査項目	対象疾患	判定	発表年	PubMed ID
紅茶	乳がん	+	2006	16311246

◎コーヒー

調査項目	対象疾患	判定	発表年	PubMed ID
コーヒー	乳がん	0	2013	23535278
コーヒー(2 杯/日)	乳がん	0	2013	23308117
コーヒー	乳がん	?−	2009	19114275

精度の疫学研究）を統合し、14万人ぶんのデータを分析した結果、紅茶を多く飲む人は乳がんになるリスクが15％高いことが示されています。

9－4項　緑茶・紅茶・コーヒーなどの飲料とその他のがん

表には非常に多くの論文があります。メタ・チャートをみても、一部を除き、青が多くならんでいることから、これらの飲料はがんの予防に効果的であることがわかります。ただ、「?-」や「?」も多いことから、効果があるとしてもそれほど大きくないことがうかがえます。しかし、なかにはコーヒーによる肝臓がんの予防効果のように、非常に大きな効果が示されている論文もあります。

この表には、マテ茶という日本ではなじみのない飲料についての論文があります。マテ茶はラテンアメリカの地域で好まれているお茶です。表の論文ではマテ茶により口腔咽頭がんになるリスクが大きく増加することが示されていますが、これは熱いマテ茶をストローで飲むことで、のどの細胞が高温にさらされるのが原因である可能性があります。

表 9-4　緑茶・紅茶・コーヒーとその他のがんのメタアナリシス一覧

◎緑茶

調査項目	対象疾患	判定	発表年	PubMed ID
緑茶	口腔がん	−	2014	24389399
緑茶	食道がん	?	2013	23909723
緑茶	卵巣がん	−	2013	23858521
緑茶	胆のうがん	?	2013	23353620
緑茶	食道がん	?−	2013	23170950
緑茶	胆のうがん	−	2013	23052791
緑茶	肺がん	−	2012	22964413
緑茶	胆のうがん	?	2012	22920932
緑茶	肝臓がん	−	2011	21403523
緑茶	肺がん	?−	2009	19128856
緑茶	胃がん	0	2009	18973231
緑茶	胃がん	?	2008	18364341

◎紅茶

調査項目	対象疾患	判定	発表年	PubMed ID
茶（紅茶と緑茶）	結腸直腸がん、乳がん 前立腺がん、胃がん	0	2014	24636229
茶（主に紅茶）	白血病	−	2014	24504676
茶（主に紅茶）	腎細胞がん	?	2013	23679258
紅茶	胆のうがん	?−	2013	23353620
紅茶	卵巣がん	?	2012	22440851
紅茶	卵巣がん、	−−	2011	21595018
紅茶	子宮体がん	+	2011	21595018
紅茶	卵巣がん	?	2007	17905170

◎コーヒー

調査項目	対象疾患	判定	発表年	PubMed ID
妊娠中のコーヒー	子の白血病	＋	2014	24060443
コーヒー	肝細胞がん	−−−	2013	23660416
コーヒー	肝臓がん	−−−	2013	23433483
コーヒー	食道がん	−	2013	23368908
コーヒー	神経膠腫	?	2013	23247638
コーヒー（5 杯／日）	肺がん	＋＋	2012	22964413
コーヒー	胆のうがん	?	2012	22564775
コーヒー	卵巣がん	?	2012	22440851
コーヒー	子宮体がん	−−	2012	22190017
コーヒー	すい臓がん	?+	2012	21746805
コーヒー（3〜4 杯／日）	すい臓がん	−	2011	21448427
コーヒー	がん	−	2011	21406107
コーヒー	口腔咽頭がん	−−	2011	20943597
コーヒー	肺がん	＋＋＋	2010	19362749
コーヒー	子宮体がん	−	2009	19110217
コーヒー	肝細胞がん	−−−	2007	17580359
コーヒー（2 杯／日）	肝臓がん	−−−	2007	17484871
コーヒー	胃がん	?	2006	16680342
コーヒー	尿道がん	＋	2001	11369742
コーヒー	胆のうがん	?	2000	11142527

◎その他

調査項目	対象疾患	判定	発表年	PubMed ID
マテ茶	口腔咽頭がん	＋＋	2010	20036605

メタアナリシスとは、疫学研究（人々の生活習慣と疾患の発生率について調べた研究）を複数統合したもの。「食と疾患」の研究論文の最高峰。

対象疾患の説明はCHAPTER1 の 3 を参照。判定の見方は表A（33ページ）を参照。

9－5項　緑茶・紅茶・コーヒーと心臓疾患

表をみると、緑茶や紅茶については心臓疾患の予防効果ははっきりしていない状況ですが、コーヒーについては新しい論文によって予防効果があることが示されています。2014年の論文では、36のコホート研究（高精度の疫学研究）を統合し、128万人ぶんのデータを分析した結果、コーヒーをとる人は心臓疾患になるリスクが11％低いことが示されています。

9－6項　コーヒーと脳卒中

表にある2011年の論文では、11

表 9-5　緑茶・紅茶・コーヒーと心臓疾患のメタアナリシス一覧

◎緑茶

調査項目	対象疾患	判定	発表年	PubMed ID
緑茶	冠動脈性心疾患	?−	2011	21248184

◎紅茶

調査項目	対象疾患	判定	発表年	PubMed ID
紅茶	冠動脈性心疾患	?	2011	21248184
紅茶（3 杯／日）	心筋梗塞	?−	2001	11549554

◎コーヒー

調査項目	対象疾患	判定	発表年	PubMed ID
コーヒー（1.5 杯／日）	心臓血管疾患	−	2014	24201300
コーヒー（2〜3 杯／日）	心不全※1	−	2012	22740040
コーヒー	冠動脈性心疾患	0	2009	18707777
コーヒー	冠動脈性心疾患	?	2007	17156982
コーヒー	冠動脈性心疾患	?+	1994	7946780
コーヒー	冠動脈性心疾患	0	1992	1387780

メタアナリシスとは、疫学研究（人々の生活習慣と疾患の発生率について調べた研究）を複数統合したもの。「食と疾患」の研究論文の最高峰。

対象疾患の説明はCHAPTER1の3を参照。判定の見方は表A（33ページ）を参照。

※1 心不全とは、心臓の機能が低下することによって、動悸や息切れ、疲労などの症状がでることです。

のコホート研究（高精度の疫学研究）を統合し、48万人ぶんのデータを分析した結果、コーヒーを1日に2～6杯飲む人は脳卒中になるリスクが約15％低いことが示されています。しかし6杯以上では予防効果はなく、脳卒中への影響は不明となっています。

9－7項　茶・コーヒーと糖尿病

表には茶についての論文が3報あり、茶の種類にかかわらず糖尿病との関係を調べています。主な茶の種類には紅茶、緑茶、ウーロン茶がありますが、これら三種はどれも同じ植物の葉を原料としており、それぞれ発酵の有無や度合いが異なるものです。茶に関する論文のうちで最も大きなデータを分析しているのは2014年の論文です。16のコホート

表 9-6　コーヒーと脳卒中のメタアナリシス一覧

調査項目	対象疾患	判定	発表年	PubMed ID
コーヒー	脳卒中	－	2011	21920945

表 9-7　茶・コーヒーと糖尿病のメタアナリシス一覧

◎茶

調査項目	対象疾患	判定	発表年	PubMed ID
茶（2 杯／日）	糖尿病	－	2014	24331002
茶（3～4 杯／日）	糖尿病	－	2009	20008687
茶（1～3 杯／日）	糖尿病	0	2009	19308337

◎コーヒー

調査項目	対象疾患	判定	発表年	PubMed ID
コーヒー（3 杯／日）	糖尿病	－－	2014	24459154
コーヒー	糖尿病	－－	2014	24150256
コーヒー、ノンカフェインコーヒー	糖尿病	－	2009	20008687

研究（高精度の疫学研究）を統合し、55万人ぶんのデータを分析した結果、茶を1日2杯飲む人は糖尿病になるリスクが5％低いことが示されています。

コーヒーについて調べた一番上の論文では、28のコホート研究を統合し、111万人ぶんのデータを分析した結果、コーヒーを1日3杯飲む人は糖尿病になるリスクが21％低いことが示されています。

以上のような茶とコーヒーによる糖尿病の予防効果には、茶のカテキンやコーヒーに含まれるポリフェノールなどが影響していると考えられています。これらの物質は、炭水化物の消化吸収や糖の代謝、インスリンの働きに対して効果的であることが多くの動物実験で確認されているからです。しかし、これらの物質のみを抽出したものに本当に糖尿病の予防効果があるかどうかは今後の研究課題です。

9－8項　茶・コーヒーと神経疾患

表をみると、茶とコーヒーは神経疾患の予防に効果的であることがわかります。表のうちで最も大きなデータを分析しているのはコーヒーについて調べた2014年の論文です。13の疫学研究を統合し、90万人以上のデータを分析した結果、コーヒーを1日3杯飲む人はパーキンソン病になるリスクが28％低いことが示されています。

9−9項 茶・コーヒーと骨折

コーヒーに関する二つの結果は同じ論文（ID：24576685）から得られたものですが、男性と女性とでコーヒーの影響は異なるようです。この論文では、15の疫学研究を統合し、25万人ぶんのデータを分析した結果、コーヒーをよく飲む男性は骨折するリスクが24％低いことが示されています。一方、女性の場合は骨折するリスクが逆に14％高いという結果でした。ただこの結果は1日8杯も飲むような場合も含まれており、1日2杯

表 9-8 茶・コーヒーと神経疾患のメタアナリシス一覧

◎茶

調査項目	対象疾患	判定	発表年	PubMed ID
茶（主に紅茶と緑茶）	パーキンソン病	−	2012	22448141

◎コーヒー

調査項目	対象疾患	判定	発表年	PubMed ID
コーヒー（3杯／日）	パーキンソン病	−−	2014	23879665
コーヒー	アルツハイマー病	−−	2007	17427282
コーヒー（3杯／日）	パーキンソン病	−−	2002	12205639

メタアナリシスとは、疫学研究（人々の生活習慣と疾患の発生率について調べた研究）を複数統合したもの。「食と疾患」の研究論文の最高峰。

対象疾患の説明はCHAPTER1の3を参照。判定の見方は表A（33ページ）を参照。

表 9-9 茶・コーヒーと骨折のメタアナリシス一覧

◎茶

調査項目	対象疾患	判定	発表年	PubMed ID
茶	骨折	0	2014	24588938

◎コーヒー

調査項目	対象疾患	判定	発表年	PubMed ID
コーヒー	骨折（男性）	−−	2014	24576685
コーヒー	骨折（女性）	＋	2014	24576685
コーヒー	股関節の骨折	？	2014	24196722

程度では骨折のリスクが増加することはないと論文では述べられています。

9－10項　コーヒーと死亡率

表をみると、コーヒーによって死亡率が下がることがわかります。表の一番上の論文では、21のコホート研究（高精度の疫学研究）を統合し、100万人ぶんのデータを分析した結果、コーヒーを飲む人は死亡率が16％低いことが示されています。

9－11項　飲料とその他の疾患

コーヒーを多く飲むのは胃に悪いと耳にすることがありますが、表の論文ではコーヒーと消化性潰瘍（胃酸によって起こる胃潰瘍）について調べています。8つの疫学研究を統合し、3万人ぶんのデータを分析した結果では、コーヒーの影響は不明でした。

表にはもう1報、炭酸飲料と歯牙《しが》酸蝕症《さんしょくしょう》について調べた論文があ

表 9-10　コーヒーと死亡率のメタアナリシス一覧

調査項目	対象疾患	判定	発表年	PubMed ID
コーヒー(4杯／日)	死亡率	ー	2014	25156996
コーヒー	死亡率	ー	2014	24279995
コーヒー	死亡率	ー	2013	23934579

メタアナリシスとは、疫学研究（人々の生活習慣と疾患の発生率について調べた研究）を複数統合したもの。「食と疾患」の研究論文の最高峰。

対象疾患の説明はCHAPTER1の3を参照。判定の見方は表A（33ページ）を参照。

ります。歯牙酸蝕症とは、酸によって歯が溶けて蝕まれることであり、虫歯とは異なります。虫歯とは歯に付着した食品成分を細菌が栄養にし、酸を出すことによって歯が溶けるものですが、酸蝕症とは食品などの酸性の物質が直接歯を溶かすものです。この論文の結果、炭酸飲料によって歯牙酸蝕症となるリスクが大きく増加することが示されています。ここでいう炭酸飲料とは、主にコーラに代表される飲料のことです。このような飲料は、高い糖分とともに酸による歯の浸食が問題視されています。

9-12項　緑茶・紅茶・コーヒーなどの結論

緑茶や紅茶、コーヒーなどの飲料は、古くから人々の間でよく飲まれてきました。それらの飲料と疾患の関係については、これまでに多くの疫学研究が行われてきました。その結果を統合したメタアナリシスをみると複数の疾患においてリスク減少効果がみられることから、これらの飲料は傾向としては健康によいものと考えてよいでしょう。ただ、「?」や「0」も多くみられることから、予防効果は比較的小さいと考えられます。なかにはコーヒーのように、肝臓がんに対して大きな予防効果がみられることもありますが、逆に飲みすぎに

表 9-11　飲料とその他の疾患のメタアナリシス一覧

調査項目	対象疾患	判定	発表年	PubMed ID
コーヒー	消化性潰瘍	?	2013	23776588
炭酸飲料	歯牙酸蝕症	+++	2012	22952601

よって骨折のリスクが高くなることもあるので、これらの飲料はほどよい量をおいしくいただくのがよいでしょう。

第10項　アルコール

アルコールははるか昔から人々の間で飲まれてきました。お酒でいい気分になったり飲みすぎで体調を崩すなどの経験は、多くの人がもっていることでしょう。それとともにアルコールとは体にいいのか悪いのかと疑問に思う人も多いと思います。科学の世界でもこの疑問に答えようと数多くのメタアナリシスが発表されています。その論文数はサプリについて調べた論文数に次いで多いものとなっており、関心の高さがうかがえます。アルコールと健康に関するメタアナリシスをすべて調べたところ、毎日5ドリンク以上飲むような多飲では疾患リスクが大きく増加することがほとんどの論文で示されていました。飲みすぎはよくないということは、ある意味ですべての人が十分理解していることだと思います。ではほどよく飲む適量のアルコールならどうかという疑問に答えるため、この項では1日1ドリンク程度のアルコールによる疾患リスクを紹介します。なお1ドリンクとは15ｇのアルコールを含む飲料のことであり、ビールの場合はおよそ350㎖の1缶ぶんとなります。

10−1項　アルコールと大腸がん

表をみると、判定結果は一貫性に欠けている印象があるため結論を見出しにくい状況ですが、全体的にみると1日1ドリンクのアルコールによって、大腸がんになるリスクは少し増加するのではないかと思います。

10−2項　アルコールと前立腺がん

表をみると、アルコールをとる人は前立腺がんになりやすいことが、発表年の新しい2012年の論文で示されています。

10−3項　アルコールと乳がん

表をみると、1日1ドリンク程度のアル

表 10-1 アルコールと大腸がんのメタアナリシス一覧

調査項目	対象疾患	判定	発表年	PubMed ID
アルコール（10g／日）	大腸腺腫	?	2014	24943329
アルコール（12.5g／日）	結腸直腸がん	0	2011	21307158
アルコール（0〜23g／日）	結腸直腸がん	?	2008	18420544
アルコール（15g／日）	結腸直腸がん	+	2007	17096321
アルコール（5g〜15g／日）	結腸直腸がん	0	2004	15096331
アルコール	結腸直腸がん	＋＋	1990	2151680

メタアナリシスとは、疫学研究（人々の生活習慣と疾患の発生率について調べた研究）を複数統合したもの。「食と疾患」の研究論文の最高峰。
アルコール15g ≒ 350㎖のビール1缶ぶん ≒ 1ドリンク。判定の見方は表A（33ページ）を参照。

表 10-2 アルコールと前立腺がんのメタアナリシス一覧

調査項目	対象疾患	判定	発表年	PubMed ID
アルコール（0〜15g／日）	前立腺がん	+	2012	22095143
アルコール（1ドリンク／日）	前立腺がん	?	2000	10579799

コールをとる人は乳がんになりやすいことがわかります。

10-4項　アルコールとその他のがん

アルコールとその他のがんについては論文数が非常に多いため、表ではがんの種類によって分類しています。このように分類すると、がんの種類によってアルコールの影響は異なることがわかります。口の中やのど（口腔咽頭）、そして食道といった部位では、がんになるリスクの増加がみられます。アルコールが直接ふれる部位ではがんになりやすいようです。しかし、それ以外の部位ではがんへの影響はないか、逆になりにくいという結果がみられます。そのため、全体的にみると1日に1ドリンク程度のアルコールにはがんの予防効果があるという印象を受けます。それを裏付けているのは表の一番上にある死亡率に関する論文です。この論文では18のコホート研究（高精度の疫学研究）を統合し、170万人以上のデータを分析した結果、1日に約1ドリンクのアルコールをとる

表 10-3 アルコールと乳がんのメタアナリシス一覧

調査項目	対象疾患	判定	発表年	PubMed ID
アルコール（12.5g 以下／日）	乳がん	＋	2012	22459019
アルコール（10g／日）	乳がん	＋	2006	16783604
アルコール（5g／日）	乳がん	＋	2002	12439712
アルコール（12g／日）	乳がん	＋	2001	11590087
アルコール（10g／日）	乳がん	＋	1998	9480365
アルコール（1ドリンク／日）	乳がん	＋	1994	8123780

メタアナリシスとは、疫学研究（人々の生活習慣と疾患の発生率について調べた研究）を複数統合したもの。「食と疾患」の研究論文の最高峰。

アルコール15g ≒ 350㎖のビール1缶ぶん ≒ 1ドリンク。判定の見方は表A（33ページ）を参照。

表 10-4 アルコールとその他のがんのメタアナリシス一覧

• がん死亡率

調査項目	対象疾患	判定	発表年	PubMed ID
アルコール(12.5g 以下／日)	がん死亡率	−	2013	23104725

• 頭部・頚部のがん

調査項目	対象疾患	判定	発表年	PubMed ID
アルコール	神経膠腫	0	2014	24473233
アルコール(12.5g 以下／日)	上気道消化管がん	?	2014	24405883
アルコール	脳腫瘍	?	2013	23041590
アルコール(1〜2ドリンク／日)	口腔咽頭がん	+	2013	22949102
アルコール(1ドリンク以下／日)	口腔咽頭がん、食道がん	+	2013	22910838
アルコール(1ドリンク以下／日)	喉頭がん	?	2010	20833578
アルコール(1ドリンク以下／日)	口腔がん	+	2010	20728401
アルコール(5ドリンク／週)	頭部・頚部のがん	++	2009	19064644
アルコール(25g／日)	口腔咽頭がん	++	2004	15066364
アルコール(4ドリンク以下／日)	口腔咽頭がん	++	2003	14682447
アルコール(25g／日)	口腔咽頭がん、食道がん	++	2001	11742491

• 血液がん

調査項目	対象疾患	判定	発表年	PubMed ID
アルコール	多発性骨髄腫	?	2014	24469244
アルコール(1ドリンク以下／日)	悪性リンパ腫(ホジキン型)	−	2012	22465910
アルコール	悪性リンパ腫(非ホジキン型)	−	2012	22357444
妊娠中のアルコール	子の白血病	++	2010	20447918
アルコール	悪性リンパ腫(非ホジキン型)	−	2005	15992695

• 生殖器のがん

調査項目	対象疾患	判定	発表年	PubMed ID
アルコール(3ドリンク以上／日)	卵巣がん	?	2013	23339562
アルコール(1〜3ドリンク／日)	卵巣がん(上皮性)	0	2012	22449732
アルコール	子宮体がん	0	2011	21393120
アルコール(13g 以下／日)	子宮体がん	0	2010	20485288
アルコール(5〜15g／日)	卵巣がん	?	2006	16495916

(次ページにつづく)

(表10-4のつづき)

• 消化器系がん

調査項目	対象疾患	判定	発表年	PubMed ID
アルコール	胆管がん	?	2013	24379600
アルコール	小腸がん	?	2012	22147734
アルコール(3ドリンク以下/日)	胆のうがん	0	2012	22039083
アルコール	食道および胃(噴門部)の腺がん	0	2012	21551004
アルコール(1~2ドリンク/日)	すい臓がん	?	2012	21536662
アルコール(10g/日)	胃がん	−	2012	21536659
アルコール	食道がん	+ + +	2012	21430021
アルコール(1~4ドリンク/日)	食道扁平上皮がん	+ + +	2011	21190191
アルコール	胆のうがん	0	2010	20617375
アルコール(3ドリンク以下/日)	すい臓がん	−	2010	19816941

• 肺がん

調査項目	対象疾患	判定	発表年	PubMed ID
アルコール(10g/日)	肺がん	0	2011	21427064
アルコール(1ドリンク以下/日)	肺がん	?	2007	18006934
アルコール(500g/月以下)	肺がん	?	2002	11882523

• その他の臓器・組織のがん

調査項目	対象疾患	判定	発表年	PubMed ID
アルコール(1ドリンク/日)	甲状腺がん	−	2012	22843022
アルコール(15g/日)	腎細胞がん	− −	2012	22516951
アルコール(12.5g 以下/日)	腎細胞がん	−	2012	22398178
アルコール	尿路がん	?	1999	10530616

メタアナリシスとは、疫学研究(人々の生活習慣と疾患の発生率について調べた研究)を複数統合したもの。「食と疾患」の研究論文の最高峰。

アルコール15g ≒ 350㎖のビール1缶ぶん ≒ 1ドリンク。判定の見方は表A(33ページ)を参照。

表 10-5 アルコールと心臓疾患のメタアナリシス一覧

調査項目	対象疾患	判定	発表年	PubMed ID
アルコール(3~12g/日)	虚血性心疾患	− −	2012	22229788
ワイン(2ドリンク/日)	心臓血管疾患	− −	2012	22076059
アルコール(30g 以上/日、定期的)	冠動脈性心疾患	− −	2008	18559444
ビール、ワイン	心臓血管疾患	−	2002	12070110
アルコール(20g 以下/日)	冠動脈性心疾患	− −	2000	11070527

第10項

ことで、がんによって死亡するリスクが9％減少するという結果となっています。総合的にみれば1日1ドリンク程度の飲酒にはがんの予防効果があると思われます。

10－5項　アルコールと心臓疾患

表をみると、アルコールは心臓疾患に対して大きな予防効果があることがわかります。この表のうち最も大きなデータを分析している2012年の論文（ID：22229788）では、虚血性心疾患（心筋梗塞や狭心症のこと）について調べています。44の疫学研究を統合し、93万人ぶんのデータを分析した結果、1日約1ドリンク以下のアルコールをとる人は心臓疾患になるリスクが男性では23％低く、女性では30％低いことが示されています。

2008年の論文では、お酒の飲み方について興味深い結果があります。6つの疫学研究を統合し、4万人ぶんのデータを分析した結果、1日2ドリンク以上のアルコールを定期的にとる人は心臓疾患になるリスクが25％低いことが示されています。ところが、同じ量のアルコールでも不定期にとったり一気飲みのような乱暴な飲み方をする人では、リスクが逆に10％高いことが示されています。アルコールはおだやかにとるのが望ましいのでしょう。

10−6項　アルコールと脳卒中

表をみると、1日1ドリンク以下のアルコールは脳卒中の予防に効果的であることが示されています。もう一方の論文ではくも膜下出血のリスクが大きく増加するとの結果が出ていますが、これはかなり古い研究結果であるため信頼性は高くありません。

10−7項　アルコールと糖尿病

表をみると、アルコールは糖尿病の予防に効果的であることがわかります。2報のうち、より大きな規模のデータを分析しているのは2009年の論文です。20のコホート研究（高精度の疫学研究）を統合し、48万人ぶんのデータを分析した結果、1日に24gのアルコールをとる人は、糖尿病になるリスクが女性では40%低く、男性では13%低いことが示されています。なお、表の判定

表 10-6 アルコールと脳卒中のメタアナリシス一覧

調査項目	対象疾患	判定	発表年	PubMed ID
アルコール（12g 以下／日）	脳卒中	−	2003	12578491
アルコール（150g 以上／週）	くも膜下出血	＋＋	1996	8610327

メタアナリシスとは、疫学研究（人々の生活習慣と疾患の発生率について調べた研究）を複数統合したもの。「食と疾患」の研究論文の最高峰。

アルコール15g ≒ 350㎖のビール1缶ぶん ≒ 1ドリンク。判定の見方は表A（33ページ）を参照。

表 10-7 アルコールと糖尿病（2型）のメタアナリシス一覧

調査項目	対象疾患	判定	発表年	PubMed ID
アルコール（24g／日）	糖尿病	−−	2009	19875607
アルコール（5〜30g／日）	糖尿病	−	2005	15864527

ではこれらの結果を合わせて「－－」と表示しています。

10－8項　アルコールとメタボ

メタボとは、メタボリックシンドロームの略で、肥満に加えて高血圧、脂質異常、高血糖のうち2つ以上該当する状態のことです。厚生労働省のウェブサイトによると「心臓病や脳卒中といった命にかかわる病気の危険性が急激に高まるので、大変危険」な状態とされています。表の論文では、アルコールはメタボの予防に効果的であることが示されています。

10－9項　アルコールと精神・神経疾患

表をみると、アルコールは精神・神経疾患の予防に効果的であることがわかります。2014年の論文では、8つのコホート研究（高精度の疫学研究）を統合し、66万人ぶんのデータを分析した結果、アルコールをよくとる人はパーキンソン病になるリスクが14％低いことが示されています。

2010年の論文では、アルコールとてんかんについて調べています。てん

表 10-8　アルコールとメタボのメタアナリシス一覧

調査項目	対象疾患	判定	発表年	PubMed ID
アルコール（男性 40g 以下／日、女性 20g 以下／日）	メタボ	－	2009	19084839

かんとは、脳の過剰な電気信号によって、けいれんなどの発作を起こす疾患です。この論文で調べているる50gのアルコールとは約3ドリンクぶんのお酒であり、1日にとる量としては多いものです。1日に1ドリンク程度では心配ない程度のリスクでしょう。

10－10項　アルコールと骨折

表の2報のうち、より大きな規模のデータを分析しているのは2008年の論文です。10の疫学研究を統合し、22万人ぶんのデータを分析した結果、1日に0・5~1ドリンクのアルコールをとる人は股関節を骨折するリスクが20%低いことが示されています。しかしこの論文では、1日に2ドリンク以上の量では骨折のリスクが39%増加することも示されているので、注意が必要です。

表 10-9 アルコールと精神・神経疾患のメタアナリシス一覧

調査項目	対象疾患	判定	発表年	PubMed ID
アルコール	パーキンソン病	−	2014	24590499
アルコール(50g 以下／日)	てんかん	＋	2010	20074233
アルコール(約 3ドリンク以下／日)	アルツハイマー病、認知症	−−	2009	19546653

メタアナリシスとは、疫学研究（人々の生活習慣と疾患の発生率について調べた研究）を複数統合したもの。「食と疾患」の研究論文の最高峰。

アルコール15g ≒ 350㎖のビール1缶ぶん ≒ 1ドリンク。判定の見方は表A（33ページ）を参照。

表 10-10 アルコールと骨折のメタアナリシス一覧

調査項目	対象疾患	判定	発表年	PubMed ID
アルコール(0.5~1ドリンク／日)	股関節の骨折	−−	2008	18456037
アルコール(1ドリンク以下／日)	骨折	?	2005	15455194

10－11項　アルコールと感染症

表の論文ではアルコールとHIV感染との関係について調べています。４つのコホート研究（高精度の疫学研究）を統合し、８千人ぶんのデータを分析した結果、アルコールを多くとる人ほどHIV感染のリスクが高いことが示されています。ただ、これはアルコールによって体がウイルスに感染しやすくなるためかどうかはわかりません。アルコールをとることで、リスクのある性的接触が増えることが原因だとの指摘があります。

10－12項　アルコールと先天性異常

表の論文では、妊娠中のアルコールと胎児の奇形について調べています。７つの疫学研究を統合し、妊婦13万人ぶんのデータを分析した結果、週に2～14ドリンクの飲酒によって、胎児奇形のリスクが増加することはないことが示されています。

表 10-11 アルコールと感染症のメタアナリシス一覧

調査項目	対象疾患	判定	発表年	PubMed ID
アルコール	HIV 感染	＋＋＋	2010	19949966

表 10-12 アルコールと先天性異常のメタアナリシス一覧

調査項目	対象疾患	判定	発表年	PubMed ID
妊娠中のアルコール（2～14ドリンク／週）	胎児奇形	0	1998	9511170

10−13項　アルコールと死亡率

表のうち、最も大きな規模のデータを分析しているのは2006年の論文です。34のコホート研究（高精度の疫学研究）を統合し、102万人ぶんのデータを分析した結果、1日に6gのアルコールをとる人は死亡率が19％低いことが示されています。これはつまり、少ない量のお酒を毎日飲む人の方が結果的に長生きするということです。なお、この長寿の効果は1日に6gで最も大きく、量が多くなるほど効果は小さくなり、1日に4ドリンクで効果はなくなるものとなっています。

10−14項　アルコールとその他の疾患

表をみると、8報の論文のうち5報でなんらかの疾患になりやすいことが示されています。表のうち最も大きなデータを分析しているのは、痛風について調べた論文です。痛風とは、血中の尿酸が増えることで、足先が激しく痛む疾患です。食の欧米化が原因と考えられてお

表 10-13　アルコールと死亡率のメタアナリシス一覧

調査項目	対象疾患	判定	発表年	PubMed ID
アルコール（29g 以下／日）	死亡率（男性）	ー	2014	24670372
アルコール（6g／日）	死亡率	ー	2006	17159008
アルコール（1～2ドリンク／日）	死亡率	ー	1996	8628131

メタアナリシスとは、疫学研究（人々の生活習慣と疾患の発生率について調べた研究）を複数統合したもの。「食と疾患」の研究論文の最高峰。

アルコール15g ≒ 350㎖のビール1缶ぶん ≒ 1ドリンク。判定の見方は表A（33ページ）を参照。

り、日本では明治以前までなかったといわれています。２０１３年の論文では、６つのコホート研究（高精度の疫学研究）を統合し、２１１万人ぶんのデータを分析した結果、１日１ドリンクのアルコールをとる人は痛風になるリスクが16％高いことが示されています。

10−15項　アルコールの結論

アルコールは、古くから人々の間でよく飲まれてきました。日本でも「酒は百薬の長」などといわれ、お酒好きの人の中にはこの言葉を後ろ盾にしてきた人もいるでしょう。アルコールと疾患の関係については、これまで多くの疫学研究が行われてきました。その結果を統合したメタアナリシスをみると、心臓疾患と糖尿病において顕著な健康効果がみられます。がんに対しては、複数のが

表 10-14 アルコールとその他の疾患のメタアナリシス一覧

調査項目	対象疾患	判定	発表年	PubMed ID
アルコール（40g 以下／日）	非アルコール性脂肪肝	−	2014	24026352
アルコール（12g 以下／日）	関節リウマチ	−	2014	23897767
アルコール（1ドリンク以下／日）	痛風	＋	2013	23881436
アルコール（1ドリンク以下／日）	子宮内膜症※1	＋	2013	23707678
アルコール	関節リウマチ	？	2013	23287363
アルコール	乾癬※2	＋＋	2012	22568495
アルコール（1ドリンク／日）	すい炎※3	＋	2009	19581740
アルコール（8ドリンク以上／週）	男性機能障害	−	2007	17538641
アルコール（25g／日）	肝硬変	＋＋	1998	9719397

※1 子宮内膜症とは、子宮内膜が子宮以外の場所にできる疾患です。重い生理痛などの慢性的な痛みが主症状です。

※2 乾癬とは、体の一部の皮膚が赤く盛り上がり、粉をふく状態となるものです。感染性の疾患ではありません。

※3 すい炎とは、なんらかの原因ですい液が異常に分泌され、それがすい臓自身を消化することによって起こる炎症です。

んに対するリスクの増加は示されているものの、すべてのがんを対象としたがん死亡率は減少するという結果があることから、全体的にみるとがんの予防効果があると思われます。また、すべての死因を対象とした死亡率においてもリスクの減少がみられます。これらのことから、1日に1ドリンク程度の量なら、「酒は百薬の長」といわれることは大きく間違ってはいないと思われます。しかし、アルコールを多くとることはほとんどの疾患のリスクを増加させることがわかっています。そのため、多く飲む習慣はもつべきではありません。総合的にみて最も健康によいアルコールの量とは、平均して1日に0・5ドリンク程度だと私は思います。

第11項　塩分

塩分のとりすぎは、多くの人が「注意しなきゃ」と意識する代表例だと思います。しかし、実際のところ塩分のとりすぎはどれほど健康に悪いのでしょうか。実は塩分と疾患予防のメタアナリシスは多くありません。しかもそれらの結果は「それほど悪くないのではないか?」という

表 11-1　塩分とがんのメタアナリシス一覧

調査項目	対象疾患	判定	発表年	PubMed ID
塩分	胃がん	+++	2012	22296873
塩分を好む	胃腸がんの前段階	?	2010	20099187

メタアナリシスとは、疫学研究（人々の生活習慣と疾患の発生率について調べた研究）を複数統合したもの。「食と疾患」の研究論文の最高峰。

対象疾患の説明はCHAPTER1の3を参照。判定の見方は表A（33ページ）を参照。

印象を与えるものです。

11―1項　塩分とがん

表にある２０１２年の論文では、10のコホート研究（高精度の疫学研究）を統合し、27万人ぶんのデータを分析した結果、塩分を多くとる人は胃がんになるリスクが68％も高く、塩分が多めの人でもリスクが41％高いことが示されています。

11―2項　塩分と心臓疾患

表をみると、塩分で心臓疾患になりやすいかどうかは、現時点では不明です。表にあるナトリウムとは食塩の主成分であり、塩分と同じと考えてかまいません。

表 11-2　塩分と心臓疾患のメタアナリシス一覧

調査項目	対象疾患	判定	発表年	PubMed ID
ナトリウム	心臓血管疾患	?	2013	23558163
塩分を減らす	心臓血管疾患	?	2011	21731062
塩分	心臓血管疾患	?+	2009	19934192

11−3項　塩分と脳卒中

表をみると、塩分で脳卒中になりやすくなることがわかります。この表のうちで最も大きなデータを分析しているのは2009年の論文です。14のコホート研究を統合し、18万人ぶんのデータを分析した結果、塩分を多くとる人は脳卒中になるリスクが23％高いことが示されています。なお、表にあるナトリウムとは食塩の主成分であり、塩分と同じと考えてかまいません。

11−4項　塩分の結論

「塩分のとりすぎはいけない」とは、日常生活で最もよく耳にする食と健康の〝金言〟の一つであり、ほとんどの人がそれを正しいものとして受け入れているのではないでしょうか。ただ実際には塩分と疾患予防について調べたメタアナリシスは多くなく、他の食品とくらべても非常に少ない論文数です。そしてそれらの論文をみても、「塩分のとりすぎは絶対にだめだ！」と断言できるほどの結果が出ているとは

表 11-3　塩分と脳卒中のメタアナリシス一覧

調査項目	対象疾患	判定	発表年	PubMed ID
ナトリウム	脳卒中	＋	2013	23558163
塩分	脳卒中	＋	2012	22742770
塩分	脳卒中	＋	2009	19934192

メタアナリシスとは、疫学研究（人々の生活習慣と疾患の発生率について調べた研究）を複数統合したもの。「食と疾患」の研究論文の最高峰。

対象疾患の説明はCHAPTER1の3を参照。判定の見方は表A（33ページ）を参照。

いえません。メタアナリシスをみると、塩分の影響としては胃がんに対してかなり大きなリスクの増加が示されているほか、脳卒中になるリスクが増加するという結果があるため、塩分はひかえめにとるに越したことはありません。しかし、メタ・チャートをみて本当の健康づくりを考えるなら、塩分をひかえることに懸命になるよりも、肉と油と炭水化物に気をつけつつ、野菜をたっぷり食べるという野菜中心生活に懸命になるべきです。

なお、本書を執筆するための調査の過程で、塩分と高血圧についてのメタアナリシスが数報ありましたが、本書では紹介していません。その理由は、塩分によって血圧がある程度上昇することはあっても、それが病気の発生に直結するとは限らないからです（本書で紹介するメタアナリシスの選択条件については、CHAPTER3の3を参照）。高血圧に気をつけることは当然ながら意味のあることです。しかし、塩分を多くとる生活が何年もつづくことで多くの疾患にかかりやすくなるというだけの科学的根拠はまだありません。したがって、塩分に対してはあまり神経質になる必要はないだろうと私は思います。むしろ塩分には、肉や油に頼らないで食事をおいしくするという効果があります。塩を少々多めにふっても、そのぶんおいしくたっぷりと野菜を食べるなら、塩分をひかえることよりもずっと大きな健康効果が得られるでしょう。

第12項　食生活

CHAPTER2のうち、ここまでは個別の食品群や栄養素についてみてきましたが、この項ではよい食生活とよくない食生活について調査したメタアナリシスを紹介します。

12−1項　食生活と大腸がん

表の論文では、食事の回数が1日3食でなく2食や5食以上となることで、大腸がんになるリスクが変化するかを調べています。15の疫学研究を統合し、14万人分のデータを分析した結果、食事の回数が3食でない人が大腸がんになりやすいかどうかは不明でした。

12−2項　食生活とその他のがん

表をみると、野菜中心の食事はがんの予防に効果的ですが、動物性食品と穀物中心の食事では逆にがんになりやすくなることがわかります。その

表12-1　食生活と大腸がんのメタアナリシス一覧

調査項目	対象疾患	判定	発表年	PubMed ID
食事の回数	結腸直腸がん	?	2014	24307626

メタアナリシスとは、疫学研究（人々の生活習慣と疾患の発生率について調べた研究）を複数統合したもの。「食と疾患」の研究論文の最高峰。

対象疾患の説明はCHAPTER1の3を参照。判定の見方は表A（33ページ）を参照。

ほか、この表には地中海式食事という耳慣れないものを調査した論文があります。地中海式食事とは地中海沿岸の地域にみられる食事内容のことで、野菜や果物、ナッツ、魚、オリーブオイルを豊かにとり、赤ワインを飲むといった特徴があります。2014年の論文では、9つのコホート研究を統合し、75万人ぶんのデータを分析した結果、地中海式食事をとる人はがん（全種類）になるか、または死亡するリスクが10％低いことが示されています。

なお、地中海式食事とは英

表 12-2 食生活とその他のがんのメタアナリシス一覧

◎野菜中心の食事

調査項目	対象疾患	判定	発表年	PubMed ID
健康的な食事	食道扁平上皮がん	−−	2014	24714753
健康的な食事	胃がん	−	2013	24168194
賢明な食事（野菜と果物が豊富）	胃がん	−	2013	23524862
ベジタリアン※1	がん	−	2012	22677895
抗酸化ビタミン※2と食物繊維が豊富な食事	咽頭がん	−−	2012	22123733

◎地中海式食事

調査項目	対象疾患	判定	発表年	PubMed ID
地中海式食事	がん	−	2014	24599882
地中海式食事	がん	−−	2010	20810976
地中海式食事	がん	−−	2008	18786971

◎動物性食品と穀物中心の食事

調査項目	対象疾患	判定	発表年	PubMed ID
欧米風の食事※3	胃がん	++	2013	24168194
欧米風の食事	胃がん	++	2013	23524862
動物性食品と穀物中心の食事	喉頭がん	++	2012	22123733
欧米風の食事	すい臓がん	?	2005	15812077

※1 この論文でいうベジタリアンは、牛乳やたまごもとらないビーガンと呼ばれる人も含んでいます。

※2 抗酸化ビタミンとはβカロテン、ビタミンA、C、Eのこと。これらは野菜類に豊富に含まれています（表Fを参照）。

※3 この論文でいう欧米風の食事とは、肉、油、精製した炭水化物が多い食事のことです。

語でMediterranean dietといいます。ダイエットという言葉が入っていますが、これはやせるためのダイエット法という意味ではありません。

12-3項　食生活と心臓疾患

表をみると、野菜中心の健康的な食生活は心臓疾患の予防にとても効果的であることがわかります。２０１０年の論文は２００８年の更新版です。２０１０年の論文では、７つのコホート研究（高精度の疫学研究）を統合し、53万人ぶんのデータを分析しています。その結果、地中海式食事の度合いを10点満点としたうちの２点ぶんの食事をとることで、心臓疾患になるリスクが10％低くなることがわかりました。これはつまり、満点の地中海式食事をする人では心臓疾患になるリスクが50％低くなる計算となります。

表 12-3　食生活と心臓疾患のメタアナリシス一覧

◎ベジタリアン

調査項目	対象疾患	判定	発表年	PubMed ID
ベジタリアン	虚血性心臓疾患による死亡率	－－	2012	22677895
ベジタリアン	虚血性心臓疾患による死亡率	－－	1998	10479225

◎地中海式食事

調査項目	対象疾患	判定	発表年	PubMed ID
地中海式食事	心臓血管疾患	－－－	2010	20810976
地中海式食事	心臓血管疾患	－－－	2008	18786971

メタアナリシスとは、疫学研究（人々の生活習慣と疾患の発生率について調べた研究）を複数統合したもの。「食と疾患」の研究論文の最高峰。

対象疾患の説明はCHAPTER1の3を参照。判定の見方は表A（33ページ）を参照。

12－4項　食生活と脳卒中

表の論文では、地中海式食事は脳卒中の予防に効果的であることが示されています。

12－5項　食生活と糖尿病

表の論文では、地中海式食事をとる人や、野菜をよくとり肉や脂質をとりすぎないという健康的な食事をとる人は、糖尿病になるリスクが低いことが示されています。

12－6項　食生活とメタボ

メタボとは、メタボリックシンドロームの略で、肥満に加えて高血圧、脂質異常、高血糖のうち2つ以上該当する状態のことです。厚生労働省のウェブサイトによると、「心臓病や脳卒中といった命にかかわる病気の危険性が急激に高まる

表 12-4　食生活と脳卒中のメタアナリシス一覧

調査項目	対象疾患	判定	発表年	PubMed ID
地中海式食事	脳卒中	ーー	2013	23720230

表 12-5　食生活と糖尿病(2 型)のメタアナリシス一覧

調査項目	対象疾患	判定	発表年	PubMed ID
地中海式食事※1	糖尿病	ーー	2014	24931280
健康的な食事	糖尿病	ーー	2014	24102939

※1 地中海式食事とは、野菜や果物、ナッツ、魚、オリーブオイルを多くとり、赤ワインを飲むなどが特徴の食習慣です。

ので、大変危険」な状態とされています。表の論文では2つのコホート研究（高精度の疫学研究）と2つの臨床試験を統合し、6千人ぶんのデータを分析した結果、地中海式食事によってメタボになるリスクが80％も減少することが示されています。これは顕著な予防効果といってよいでしょう。

2013年の論文では、8つの疫学研究を統合し、3千人ぶんのデータを分析した結果、食事回数が多い人は肥満になるリスクが低いことが示されています。これは男子の場合の結果であり、女子の場合ははっきりしていません。ただ、分析したデータの規模は小さいため、結果は今後変わる可能性があります。

12－7項　食生活と精神・神経疾患

厚生労働省の資料によると、国内の精神・神経疾患の患者数は約420万人(40)となっています。精神疾患のうちで最も多いのがうつ病（気分障害）です。2000年の時点では患者数は50万人に満たなかったものが、2010年には100万人近くになっており、10年で

表 12-6　食生活とメタボのメタアナリシス一覧

調査項目	対象疾患	判定	発表年	PubMed ID
食事の回数が多い	肥満（男子）	ーー	2013	23569087
地中海式食事※1	メタボ	ーーー	2011	21392646

メタアナリシスとは、疫学研究（人々の生活習慣と疾患の発生率について調べた研究）を複数統合したもの。「食と疾患」の研究論文の最高峰。

対象疾患の説明はCHAPTER1の3を参照。判定の見方は表A（33ページ）を参照。

※1 地中海式食事とは、野菜や果物、ナッツ、魚、オリーブオイルを多くとり、赤ワインを飲むなどが特徴の食習慣です。

第12項

2倍の増加となっています。うつ病の社会的な認知度が大きくなったことは一つの原因だと思われますが、それにしても深刻な増加です。表をみると、地中海式食事はうつ病と神経変性疾患の予防に効果的であることがわかります。地中海式食事とは野菜や果物、豆類を多くとり、ナッツ、乳製品、魚、オリーブオイルをほどよくとり、赤ワインを飲むという特徴のある食事です。

12-8項　食生活と死亡率

表の論文で調査している低炭水化物ダイエットとは、米やパン、麺類などの炭水化物食品を少なく食べることでやせることができるとするダイエット法です。ローカーボ・ダイエットやアトキンス・ダイエットとも呼ばれます。この論文では、4つのコホート研究（高精度の疫学研究）を統合し、27万人ぶんのデータを分析した結果、低炭水化物ダイエットをする人は死亡率が31%高い

表 12-7　食生活と精神・神経疾患のメタアナリシス一覧

調査項目	対象疾患	判定	発表年	PubMed ID
健康的な食事※1	うつ病	−	2013	24196402
地中海式食事	うつ病	−−	2013	23720230
地中海式食事	神経変性疾患※2	−−−	2010	20810976
地中海式食事	神経変性疾患	−−−	2008	18786971

※1 この論文でいう健康的な食事とは、野菜、果物、魚、全粒穀物が豊富な食事のことです。
※2 代表的な神経変性疾患にはアルツハイマー病やパーキンソン病があります。

表 12-8　食生活と死亡率のメタアナリシス一覧

調査項目	対象疾患	判定	発表年	PubMed ID
低炭水化物ダイエット	死亡率	++	2013	23372809

ことが示されています。この論文では、低炭水化物と高タンパク質を合わせた食事をした場合についても調べていますが、その結果も死亡率が30％高いというものでした。このようなダイエット法には短期的な効果はあるようですが、一時的にやせたとしてもその結果として死亡しやすくなるのなら、なんのためのダイエットかわかりません。ダイエットについてはCHAPTER4の1「ダイエットしたいのだけど、野菜中心生活はよいダイエットになる？」でもくわしく紹介していますが、しっかりと野菜をとることが大事です。

12−9項　食生活の結論

第11項までに紹介してきたメタアナリシスは、食品単体や個別の栄養素を多くとったときの健康効果をみたものでした。それに対してこの項では食生活について調べた論文を紹介しています。その結果、野菜などの植物性食品を食べるベジタリアン食はがん、心臓疾患の予防に効果的であることがわかりました。また、野菜や果物を中心に、ナッツ、オリーブオイル、魚やワインを豊かに食べる地中海式食事では、がん、心臓疾患、神経疾患、そしてメタボの予防に効果的であることがわかりました。

地中海式食事はベジタリアン食よりも容易に実施可能であり、気軽にはじめやすいのではないでしょうか。地中海式食事の主唱者であったミネソタ大学のアンセル・キース博士は、具体的に次のような内容の食事を推奨しています(41)。

毎日食べるもの：野菜、果物、全粒穀物、オリーブオイル、低脂肪の乳製品
毎週食べるもの：魚、鶏肉、ナッツ、豆類
月に2回ほど食べるもの：少量の赤肉
これらに加え、日々の食事でとる適度なお酒

このような食事内容なら健康効果はかなりあることが十分イメージできるでしょう。この内容のうちで難しいのは主食です。普段の主食が玄米ならいいですが、そうでなければ毎日の主食をすべて全粒穀物にするのはいまの日本では困難ですので、そのあたりはあまりかたく考えず、ふつうの白米のほか、パンやパスタを主食にして、地中海の気分で食事を楽しむようにするとよいのではないでしょうか。とにもかくにも、野菜をたっぷりとることが健康にとってはなにより重要なことです。

第13項　プロバイオティクス

プロバイオティクスとは細菌などの微生物を含む食品のことであり、適量を食べることで体によ

い影響を与えるものです。代表的なものに、乳酸菌が入ったヨーグルトや乳酸菌飲料があります。ほかにも伝統的な日本の食品であるぬか漬け、納豆、そして海外の漬物であるキムチ、ザワークラウトといった発酵食品もプロバイオティクス食品といわれます。

英語では抗生物質のことをアンチバイオティクスといいます。抗生物質は細菌という生物に対してアンチ（anti-、英語で反対、抵抗の意味の接頭語）であるのに対して、発酵食品などの人の健康に役立つ菌は、体に対してプロ（pro-、英語で肯定、賛成の意味の接頭語）であることからプロバイオティクスと呼ばれます。

13－1項　プロバイオティクスとぜんそく

表をみると、妊婦や乳児がプロバイオティクスをとることでは、その子がぜんそくになることを予防する効果は期待できないようです。

表 13-1 プロバイオティクス※1とぜんそくのメタアナリシス一覧

調査項目	対象疾患	判定	発表年	PubMed ID
妊婦または乳児へのプロバイオティクス	子のぜんそく	?	2013	24304677
妊婦または乳児へのプロバイオティクス	子のぜんそく	0	2013	23958764

メタアナリシスとは、疫学研究（人々の生活習慣と疾患の発生率について調べた研究）を複数統合したもの。「食と疾患」の研究論文の最高峰。

対象疾患の説明はCHAPTER1の3を参照。判定の見方は表A（33ページ）を参照。

※1 プロバイオティクスとは、乳酸菌などの有用菌を含む発酵食品のことです。

13-2項　プロバイオティクスとアレルギー疾患

表をみると、プロバイオティクスはアトピーの予防に効果的であることがわかります。この表のうち最も大きなデータを分析しているのは2012年の論文です。13の臨床試験を統合し、3千人ぶんのデータを分析した結果、妊婦や乳児がプロバイオティクスをとることによって、その子が数年のうちにアトピー性皮膚炎と診断されるリスクが21%減少することが示されています。なお、プロバイオティクスをとった期間は、妊婦の場合は出産の4週間前から、また子の場合は出生後の半年間が標準的でした。

表13-2 プロバイオティクス※1とアレルギー疾患のメタアナリシス一覧

調査項目	対象疾患	判定	発表年	PubMed ID
妊婦または乳児へのプロバイオティクス	子の食物アレルギー	?−	2014	25264881
妊婦または乳児へのプロバイオティクス	子のアトピー性感作※2	−	2013	23958764
妊婦または乳児へのプロバイオティクス	子の湿疹	−−	2013	23908398
妊婦または乳児へのプロバイオティクス	子のアトピー性皮膚炎	−−	2012	22441545
妊娠中の乳酸菌	子のアトピー性皮膚炎	−	2012	21787448
妊婦または乳児へのプロバイオティクス	子のアトピー性皮膚炎	−−−	2008	18206506
乳児へのプロバイオティクス	アトピー性皮膚炎	−	2007	17943912
乳児へのプレバイオティクス※3（オリゴ糖）	アトピー性皮膚炎	?	2007	17943911

※1 プロバイオティクスとは、乳酸菌などの有用菌を含む発酵食品のことです。
※2 アトピー性感作とは、アトピー性皮膚炎の前段階のこと。
※3 プレバイオティクスとは、有用菌のえさとなるオリゴ糖などのことです。「プレ」とは英語で「前段階の」を意味します。

このように、複数の論文で出産前後のプロバイオティクスによって、生まれた子がアトピー性皮膚炎になるのを予防する効果が示されていますが、その理由としては、子供が小さいときにその子の腸内細菌が充実することで体の免疫が正常に機能するという考え方があります。

13−3項　プロバイオティクスと感染症

表をみると、プロバイオティクスやプレバイオティクス（表中※2）には感染症の予防効果があることがわかります。

２０１４年の論文では、３つの臨床試験を統合し1千人ぶんのデータを分析した結果、プレバイオティクスをとることで治療に抗生物質が必要となるレベルの風邪や中耳炎、胃腸の疾患などにかかるリスクが32％低くなることが示されています。ただ、分析したデータの規模は大きくないため、結果は今後変わる可能性があります。

２０１３年の論文では、４つの臨床試験を統合し、２千人

表 13-3 プロバイオティクス※1と感染症のメタアナリシス一覧

調査項目	対象疾患	判定	発表年	PubMed ID
プレバイオティクス※2	抗生物質を要する感染症（0～2歳児）	ーー	2014	24903007
LGG乳酸菌	中耳炎	ーー	2013	23665598
プロバイオティクス	上気道感染症（風邪）	ー	2011	21901706

メタアナリシスとは、疫学研究（人々の生活習慣と疾患の発生率について調べた研究）や臨床試験を複数統合したもの。「食と疾患」の研究論文の最高峰。

対象疾患の説明はCHAPTER1の3を参照。判定の見方は表A（33ページ）を参照。

※1 プロバイオティクスとは、乳酸菌などの有用菌を含む発酵食品のことです。

※2 プレバイオティクスとは、有用菌のえさとなるオリゴ糖などのことです。「プレ」とは英語で「前段階の」を意味します。

ぶんのデータを分析した結果、子供がLGG乳酸菌をとることで、中耳炎になるリスクが24％減少することが示されています。中耳炎とは、耳の鼓膜の奥に起こる炎症で、大部分は細菌の感染によるものです。

２０１１年の論文では上気道感染症について調べています。上気道感染症とは、鼻や口にはじまり、のど、気管、肺までの範囲で起こる感染症ですが、一言でいうと風邪のことです。この論文では、10の臨床試験を統合し、３千人ぶんのデータを分析した結果、プロバイオティクスをとることで風邪になるリスクが12％減少することが示されています。

13－4項　プロバイオティクスとその他の疾患

表の論文で調査対象となっている疾患の大部分は下痢となっています。下痢は世界で毎年40億人に発生し、全死亡率の４％を占めるという無視することができない胃腸の疾患です。２０１２年の論文では、臨床試験を統合した結果、プロバイオティクスにより複数の胃腸疾患を予防できることが示されています。具体的な疾患名は、抗生物質の副作用による下痢や過敏性腸症候群、感染性下痢などです。

表 13-4 プロバイオティクス※1とその他の疾患のメタアナリシス一覧

調査項目	対象疾患	判定	発表年	PubMed ID
プロバイオティクス	複数の胃腸疾患	━ ━ ━	2012	22529959
プロバイオティクス	旅行者の下痢	━	2007	17298915
プロバイオティクス	急性の下痢	━ ━	2006	16728323

※1 プロバイオティクスとは、乳酸菌などの有用菌を含む発酵食品のことです。

13－5項　プロバイオティクスの結論

プロバイオティクスについて調べたメタアナリシスでは、アトピー性皮膚炎、風邪、中耳炎、そして下痢などの胃腸の疾患に対する予防効果が示されています。その効果を一言でいうと、免疫機能の向上といえるかもしれません。プロバイオティクスによるアトピーの予防効果のメカニズムとして考えられているのは、衛生理論と呼ばれるものです。これは、菌などの微生物にふれる機会が多いことで免疫機能が十分に発達し、逆に微生物と接する機会が少ないと免疫機能が十分に発達せず、アレルギーなどになりやすくなるという仮説です。腸内細菌が免疫機能の発達に影響しているという考えもこの仮説の基礎となっています。乳酸菌などのプロバイオティクスやオリゴ糖などのプレバイオティクスにアトピーや風邪を予防する効果があるのも、腸内細菌が充実することで免疫機能が正常に働くからかもしれません。

第14項　その他の食品・栄養（チョコレート、粉ミルク、その他）

14－1項　その他の食品と心臓疾患

表の論文では、5つのコホート研究（高精度の疫学研究）を統合し、6万人ぶんのデータを分析した結果、チョコレートをとる人は心臓疾患になるリスクが37％低いことが示されています。調査対象者がとっていたチョコレートの量は1日におよそ5ｇとなっています。一般的にチョコレート製品はカロリーが高く、多くとれば肥満になりやすくなり、それがさまざまな病気の原因となることから、とりすぎには注意が必要だとこの論文の著者は述べています。

14－2項　その他の食品と脳卒中

表をみると、チョコレートは脳卒中の予防に効果的であることがわかります。表の2報の論文のうち、より大きな規模のデータを分析しているのは2012年の論文です。5つのコホート研究（高精度の疫学研究）を統合し、13万人ぶんのデータを分析した結果、チョコレートをとる人は脳卒中になるリスクが19％低いことが示されています。なお、この研究ではチョコレートをとる人の平均摂取量は一

表 14-1　その他の食品と心臓疾患のメタアナリシス一覧

調査項目	対象疾患	判定	発表年	PubMed ID
チョコレート	心臓血管疾患	ーーー	2011	21875885

メタアナリシスとは、疫学研究（人々の生活習慣と疾患の発生率について調べた研究）を複数統合したもの。「食と疾患」の研究論文の最高峰。

対象疾患の説明はCHAPTER1の3を参照。判定の見方は表A（33ページ）を参照。

表 14-2　その他の食品と脳卒中のメタアナリシス一覧

調査項目	対象疾患	判定	発表年	PubMed ID
チョコレート	脳卒中	ー	2012	22933736
チョコレート	脳卒中	ーー	2011	21875885

週間に約60gでした。これは市販の板チョコ1枚分です。

14-3項　その他の食品とアレルギー疾患

表の調査項目にあるタンパク質分解ミルクとは、赤ちゃん用の粉ミルクの一種です。より一般的にはペプチドミルクやアレルギー用ミルクと呼ばれています。通常の粉ミルクの原材料には牛乳が使われていますが、牛乳由来のタンパク質を部分的あるいは完全に分解した状態の粉ミルクのことをタンパク質分解ミルクといいます。このうち分解の度合いや原料のちがいによって種類が別れますが、表をみるとどれもアレルギーを予防する効果があることがわかります。一方、大豆製の粉ミルクではその効果は不明です。

14-4項　その他の食品と神経疾患

表の論文では、イチョウについて調べています。これは

表 14-3　その他の食品とアレルギー疾患のメタアナリシス一覧

◎タンパク質分解ミルク

調査項目	対象疾患	判定	発表年	PubMed ID
部分分解乳清ミルク	アトピー性皮膚炎	ーーー	2010	20216095
完全分解ミルク、部分分解ミルク	アレルギー	ーー	2006	17054180
完全分解ミルク	アレルギー	ーーー	2003	14583987

◎その他

調査項目	対象疾患	判定	発表年	PubMed ID
大豆製の粉ミルク	アレルギー	？	2006	17054183

メタアナリシスとは、疫学研究（人々の生活習慣と疾患の発生率について調べた研究）を複数統合したもの。「食と疾患」の研究論文の最高峰。

対象疾患の説明はCHAPTER1の3を参照。判定の見方は表A（33ページ）を参照。

漢方薬としても用いられるもので、イチョウの葉から抽出したエキスは健康食品としても使われています。現時点では、イチョウにはアルツハイマー病の予防効果があるとはいえません。

14－5項　その他の食品と骨折

表の論文では、18の疫学研究を統合した結果、水道水へフッ素を添加することには骨折の予防効果はないことが示されています。

14－6項　その他の食品とその他の疾患

表の論文では、鉄分およびビタミンを強化した牛乳やシリアルなどの食品に、貧血予防の効果があることが示されています。

表 14-4 その他の食品と神経疾患のメタアナリシス一覧

調査項目	対象疾患	判定	発表年	PubMed ID
イチョウ	アルツハイマー病	?	2014	24871648

表 14-5 その他の食品と骨折のメタアナリシス一覧

調査項目	対象疾患	判定	発表年	PubMed ID
水道水へのフッ素添加	骨折	0	1999	10083687

表 14-6 その他の食品とその他の疾患のメタアナリシス一覧

調査項目	対象疾患	判定	発表年	PubMed ID
鉄分・ビタミンを強化した食品（牛乳やシリアル）	貧血	－－－	2012	22770558

14－7項　その他の食品の結論

本書で「その他の食品」として分類した食品のうち、疾患の予防効果が際立っているのはチョコレートです。チョコレートには心臓疾患と脳卒中を予防する効果が示されています。しかし、当然ながら、チョコレートはそのカロリーの大きさから、むやみに食べれば食生活のバランスを崩すことになります。健康的だと思われる量の目安は1週間に板チョコ1枚ほどです。これは、1日に二口くらいの量です。

また、タンパク質を分解した粉ミルクにはアレルギーを予防する効果が大きいことが、複数の論文で示されています。親がアレルギーを持っている場合には利用を検討するとよいでしょう。

6 農薬などの化学物質について ～危険性を正しく理解する～

第15項　農薬、食品添加物、食品に混入可能性のある化学物質など

15－1項　食品添加物、水の塩素処理などとがん

表の一番上には食品添加物に関する論文があります。本書の作成にあたり、私は食と健康のメタアナリシスをくまなく探しましたが、食品添加物と疾患予防に関する論文はこの1報のみでした。疾患予防ではなく治療効果に関する内容では、ＡＤＨＤ（注意欠陥・多動性障害）の子供に対する合成着色料の影響を調べた論文が2報ありましたが、本書では治療に関する論文は対象外としています（参考：それらの論文(42)では、合成着色料を含む食品をとらないようにすることでＡＤＨＤの症状が改善することが示されています）。表の論文では合成甘味料のサッカリンについて調べています。１９９３年までの疫学研究を統合した結果、サッカリンを多くとっても胆のうがんへの影響

はないという結果となっています。

　表には食品添加物のほか、水の塩素処理についての論文があります。論文の記述によると、水の塩素処理が初めて行われたのは1908年だそうで、水を介する感染症対策として歴史的にも最も有効な手段の一つだったとのことです。その後1970年代になって、水中の有機物と塩素の化学反応によって発がん物質（トリハロメタンなど）ができることが発見され、水の塩素処理と健康の問題が認識されるようになりました。表の論文の結果はどれも、水の塩素処理によってがんになるリスクが高まることが示されています。

第15項

表 15-1 食品添加物、水の塩素処理などとがんのメタアナリシス一覧

◎食品添加物

調査項目	対象疾患	判定	発表年	PubMed ID
サッカリン	胆のうがん	0	1993	8441827

◎水の塩素処理

調査項目	対象疾患	判定	発表年	PubMed ID
塩素処理副産物	結腸直腸がん	+	2010	20139236
塩素処理された水	胆のうがん	+	2003	12594192
塩素処理副産物	がん	+	1992	1535181

◎その他

調査項目	対象疾患	判定	発表年	PubMed ID
飲料水中のヒ素	胆のうがん	?	2014	24462659
食品からのカドミウム	がん	?+	2013	24069382
飲料水中のヒ素	胆のうがん	0	2008	18783726

メタアナリシスとは、疫学研究（人々の生活習慣と疾患の発生率について調べた研究）を複数統合したもの。「食と疾患」の研究論文の最高峰。

対象疾患の説明はCHAPTER1の3を参照。判定の見方は表A（33ページ）を参照。

15－2項　（参考）農薬などの化学物質とがん

農薬や殺虫剤などの化学物質は私たちが直接口にするものではありませんが、野菜などを栽培する過程で使われるものであり、間接的に私たちの体に入ったときにどのような影響があるかは気になります。化学物質に関する論文は数多くありますが、本書で紹介しているのは、そのうちの「食に関係するメタアナリシス」のうちで化学物質に関するもののみであって、すべてではありません。したがって、この項で紹介する論文は、残留農薬などについて考えるための一つの参考としてご覧ください。

なお、表には農薬という言葉が多く出てきますが、これは殺虫剤や除草剤を含むものです。また曝露《ばくろ》とは、薬剤の状態（固体や液体、気体）にかかわらず、その薬剤にさらされることを意味します。農薬を使用する場所は家庭と職場にわかれますが、職場とは基本的には農作業をする場所（農地）を指します。

表を全体的にみると、研究対象となっている疾患は白血病が大部分を占めています。特に親が農薬に曝露した結果として、生まれた子が白血病になりやすいのかどうかを調査したものが多くあります。その結果は、多くの論文で疾患のリスクが高まることが示されています。これらのうちで農薬の影響がよくわかるのが、親の家庭用薬剤への曝露と子のがんに関する２０１０年の論文（表の一番下、ID：20056585）です。15の疫学研究を統合した結果、幼児よりも妊娠中の胎児のほうが

表 15-2 農薬などの化学物質とがんのメタアナリシス一覧

◎農薬への曝露と本人のがん

調査項目	対象疾患	判定	発表年	PubMed ID
殺虫剤(カルバメート系、有機リン系)	悪性リンパ腫(非ホジキン型)	+++	2014	24762670
DDT	乳がん	0	2013	24021539
農業従事者	前立腺がん	+++	2013	22948300
農薬製造所の作業者	白血病	++	2008	18028905
農薬への曝露(職場)	血液がん	+	2007	17874193
農薬への曝露(職場)	前立腺がん	++	2004	15688248
農業従事者	悪性リンパ腫	+	1997	9093659
除草剤	軟部肉腫	?	1990	2149717

◎親の農薬への曝露と子のがん

調査項目	対象疾患	判定	発表年	PubMed ID
親の農薬への曝露(職場)	子の脳腫瘍	+++	2013	23567326
親の農薬への曝露(職場)	子の神経芽腫	?	2011	21879285
妊娠中の農薬への曝露(職場)	子の白血病	++	2010	20467891
父親の農薬への曝露(職場)	子の白血病	?	2010	20467891
妊娠中の農薬への曝露	子の白血病	+++	2009	20019898

◎親の家庭用殺虫剤・除草剤への曝露と子のがん

調査項目	対象疾患	判定	発表年	PubMed ID
親の農薬への曝露(家庭)	子の血液がん	+	2011	21606468
妊娠中および出産後の農薬への曝露(家庭)	子の白血病	++	2011	20889210
妊娠中の家庭用殺虫剤への曝露	子の白血病	+++	2010	20056585
妊娠中の家庭用除草剤への曝露	子の白血病	++	2010	20056585
幼児期の家庭用殺虫剤への曝露	白血病	++	2010	20056585
幼児期の家庭用除草剤への曝露	白血病	?	2010	20056585

メタアナリシスとは、疫学研究（人々の生活習慣と疾患の発生率について調べた研究）を複数統合したもの。「食と疾患」の研究論文の最高峰。

対象疾患の説明はCHAPTER1の3を参照。判定の見方は表A（33ページ）を参照。

農薬の影響で白血病になりやすく、また除草剤よりも殺虫剤のほうが白血病になりやすいことが示されています。

15―3項　飲料水のヒ素と心臓疾患

ヒ素は天然の元素として、地中に広く分布しています。飲料水にも微量に含まれ、地域によっては高濃度のヒ素が含まれる場合があります。表の論文では、9つの疫学研究を統合した結果、低～中濃度のヒ素（50μg／L未満）を含む飲料水をとることで、心臓疾患になるリスクが高まるかははっきりしないことが示されています。日本の水道の水質基準では、ヒ素の濃度は10μg／L以下と定められているので、日本の水道水ではヒ素について心配する必要はないでしょう。

15―4項　飲料水のヒ素と糖尿病

表の論文では、9つの疫学研究を統合し、153万人ぶんのデー

表 15-3　飲料水のヒ素と心臓疾患のメタアナリシス一覧

調査項目	対象疾患	判定	発表年	PubMed ID
飲料水中のヒ素（50μg／L未満）	心臓血管疾患	?+	2012	22968315

表 15-4　飲料水のヒ素と糖尿病（2型）のメタアナリシス一覧

調査項目	対象疾患	判定	発表年	PubMed ID
飲料水中のヒ素	糖尿病	+	2014	24133074

タを分析した結果、飲料水からヒ素を多くとる人は、糖尿病になるリスクが23%高いことが示されています。日本の水道の水質基準では、ヒ素の濃度は低く定められているので、日本の水道水ではヒ素について心配する必要はないでしょう。

15-5項 （参考）農薬などの化学物質と神経疾患

この表で紹介する論文は、農薬などの化学物質と神経疾患になるリスクについて調べたものです。これらは食品の影響を調べた論文ではありませんが、参考として紹介します。表をみると、農薬への暴露によってパーキンソン病およびALS（筋萎縮性軸索硬化症）になりやすくなることがわかります。ALSとは、全身の筋肉を支配する神経に異常が生じることで徐々にやせて筋力がなくなり、最後には人工呼吸器をつけなければならなくなるという重篤な疾患です。

表 15-5 農薬などの化学物質のメタアナリシス一覧

調査項目	対象疾患	判定	発表年	PubMed ID
農薬への曝露（職場）	パーキンソン病	＋＋	2013	23713084
農薬への曝露	男性の ALS	＋＋	2012	22819005
農薬への曝露（職場）	パーキンソン病	＋＋	2012	22698719
農薬への曝露	ALS	＋＋	2012	22521219
農薬への曝露（職場）	パーキンソン病	＋＋＋	2012	22389202
農薬への曝露	パーキンソン病	＋＋	2000	11022853

メタアナリシスとは、疫学研究（人々の生活習慣と疾患の発生率について調べた研究）を複数統合したもの。「食と疾患」の研究論文の最高峰。

対象疾患の説明はCHAPTER1の3を参照。判定の見方は表A（33ページ）を参照。

15-6項　水の塩素処理と先天性異常

表の2報の論文のうち、発表年が新しい2009年の論文では、塩素処理された水または塩素処理による副産物（トリハロメタン）によって先天性異常が発生しやすいかどうかは不明でした。塩素処理と先天性異常についてはあまり心配する必要はないでしょう。

15-7項　（参考）農薬などの化学物質と先天性異常

ここで紹介する論文は、農薬などの化学物質と先天性異常になるリスクについて調べたものです。これらは食品の影響を調べた論文ではありませんが、参考として紹介します。

2010年と2006年には先天性異常に関す

表 15-6　水の塩素処理と先天性異常のメタアナリシス一覧

調査項目	対象疾患	判定	発表年	PubMed ID
塩素処理された水（または塩素処理副産物）	先天性異常	？	2009	20019896
塩素処理副産物	先天性異常	＋	2003	12899208

表 15-7　農薬などの化学物質と先天性異常のメタアナリシス一覧

◎農薬

調査項目	対象疾患	判定	発表年	PubMed ID
母親の農薬への曝露（職場）	子の口唇口蓋裂	＋＋	2007	17608552

◎枯葉剤

調査項目	対象疾患	判定	発表年	PubMed ID
父親の枯れ葉剤への曝露	子の二分脊椎	＋＋＋	2010	19894129
枯れ葉剤への曝露	出生異常	＋＋	2006	16543362

る論文として、ベトナム戦争時に使用された枯葉剤の影響に関するものがあります。この2報のどちらにおいても、枯葉剤にさらされた人はなんらかの出生異常となるリスクが高いことが示されています。二分脊椎とは神経管欠損の一種で、胎児期の脊椎形成の異常です。

15－8項　農薬などの化学物質の結論

食と関係する化学物質といえば、着色料や保存料などの食品添加物、そして野菜や果物の栽培に使われる農薬があります。食品添加物は生活に身近なものであり、健康面への影響が懸念されていますが、それにもかかわらず疾患リスクへの影響をみたメタアナリシスは、サッカリンについて調べた論文が1報あるのみとなっています。このように食品添加物に関するメタアナリシスはほとんどない状態であり、人の健康に対する影響がどれほどあるのかについては現在でも科学的にはよくわかっていない状況です。これはつまり、食品添加物が長期にわたり健康に与える影響は、だれにもはっきりしたことがわからないということです。この「添加物の人体への影響は不明だ」ということを謙虚にとらえ、添加物の使用にあたっては慎重さを忘れるべきではないと思います。さらにいうと、影響が不明である食品添加物を気にするよりも、すでに影響がよくわかっている肉や油や炭水化物についてこそ注意を向けるべきです。そして野菜をたっぷり食べるという食生活の改善への意識をもつことこそが重要なことだと思います。

農薬については、近年の有機・無農薬野菜の人気もあって、野菜などへの残留を気にする人は多いと思います。農薬について調べたメタアナリシスをみると、がん、神経疾患、出生異常において大きなリスク増加がみられます。ただ、このような結果があるからといって残留農薬が同様に危険であるとはいえません。なぜなら、野菜に残留する農薬の量は農作業でふれる農薬の量よりはるかに少ないからです。とはいえ、食品添加物の話と同じで残留農薬と疾患リスクを調べたメタアナリシスはないのですから、人体への影響は不明です。しかし、メタ・チャートから推測することはできます。メタ・チャートの野菜の判定結果をみると大部分は青色ですが、実はこれらの結果は残留農薬を含めた野菜の健康効果なのです。したがって、残留農薬が有害であるとしても、野菜の健康効果はそれを上回るものだといえるのです。残留農薬のことは気にすることなく、たっぷりと野菜を食べるのがよいということです。

とはいえ農薬に対する問題意識はもつべきでしょう。残留農薬の影響は不明でも、農家の人たちが農薬による健康被害を受けていることは明白です。それを考えると、農薬の使用を減らしていくことは、私たちみんなが意識し、今後も挑戦を続けるべき課題です。

COLUMN

がんと遺伝

がんは遺伝するものだと考える人は多いと思います。親や祖父母ががんになっていると、自分もがんになるのではないかと不安に思う人もいるでしょう。確かにがんには遺伝的な要因があり、ある種のがんになりやすい遺伝子を親から受けついだ場合、そのがんになる可能性は高くなるとされています。しかし、そのような遺伝的な要因はどれほど大きな問題なのでしょうか。

がんの原因には、遺伝的な要因とともに食事や喫煙、飲酒などの生活環境の要因があります。それら二つの要因がどのくらいがんの発生に影響しているかを調べた論文[43]があります。それによると、遺伝的な要因ががんの主原因になる割合はせいぜい5～10％であり、原因の9割は生活環境によることが示されています（図19）。

遺伝的な要因による影響は、双子の研究[44]で確かめられました。双子のなかでも特に一卵性双生児では、二人がまったく同じ遺伝子をもっています。そのため「がんになりやすい遺伝子」を親から受けついだ場合、二人とも同じ遺伝子をもっていることになります。この研究では、75歳以下の双子4万5千組を調査し、がんになった割合を調べました。その結果、がんが認められたのは約1万人であり、そのうち双子の両方ががんになったケースは1万人のうちの1割に満たなかったことがわかりました。つま

図 19　がんの遺伝要因と環境要因

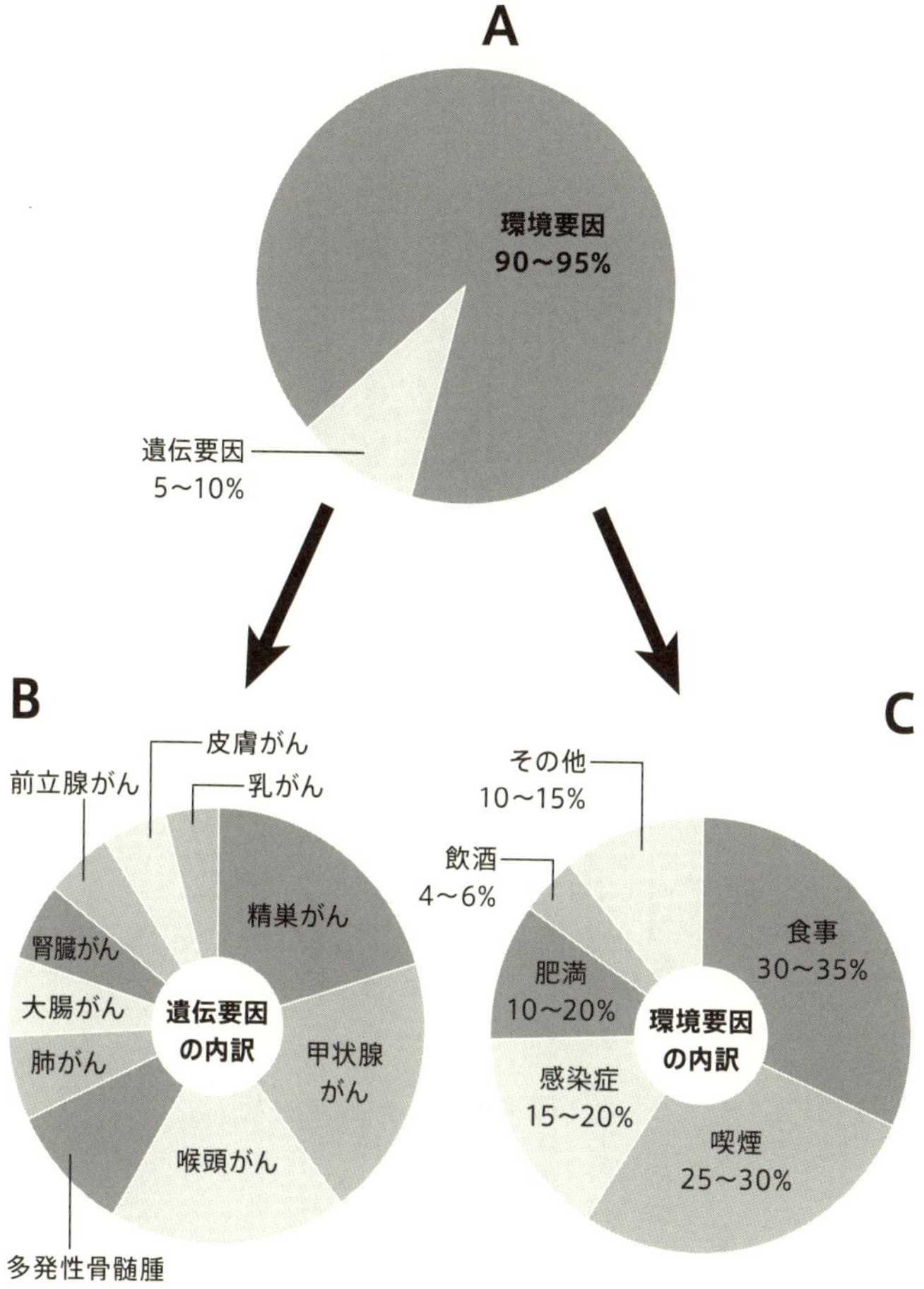

り、ほとんどのがんは双子のうちの一方にしか発生していないということです。このようなことから、がんになる要因としては遺伝的な要因よりも環境要因のほうがはるかに大きいと考えられています。

もう一つの興味深い研究テーマがあります。それは、ある民族が他の国に移住したときにがんの発症率が変化するかどうかを調べた研究(45)です。たとえば日本人はアメリカ人よりも、乳がんや大腸がんになる割合が小さいのですが、日本人でハワイに移住した人を調査した結果、移住した一世代目の日本人は乳がんの発生率が3倍となり、二世代目では5倍となっています。大腸がんの場合は、一世代目で4倍に増加しました。胃がんについては日本人のほうがアメリカ人よりも高い割合で発症しますが、ハワイに移住した日本人では胃がんの発症率は半減したという結果となりました。つまり、遺伝的な要因よりも生活環境の要因ががんの発症に強い影響を与えていることが考えられるのです。

がん発症の要因となる生活環境のうち、具体的な要因を図19のCに示しました。環境要因のうち最も大きいのが食事です。そして喫煙、感染症、肥満、飲酒と続きます。その他の中には環境汚染や放射線の影響が含まれます。これらのうち肥満と飲酒を含めると、がんの環境要因のうち食に関するものが50%を占めることになります。さらに、よい食事内容が免疫機能を高めることを考えると、感染症も食に関係する要因といえるでしょう。

このようにみると、食ががんの発症にどれほど大きな影響をあたえるものであるかがわかります。つまり遺伝的な要因によってがんになるのが運命づけられているというよりも、生活環境、特に食によって自分の運命をつくっていけるものなのだということが、科学的な研究によってみえてくるのです。

CHAPTER 3

食と健康の真実を深く理解するために

1 判定結果を感覚的にみる～日々の暮らしとメタアナリシス～

メタアナリシスの結果は、「これを食べる人は病気になるリスクが20％高い」という直感的にわかりやすい形式となっています。しかし、リスクが20％高いといわれても、人によっては「20％のリスク増加なら、それほど大きなものじゃないだろう」と思う人もいるでしょう。しかし何十万人も調査して出た結果の重さはその数値以上に重いのです。ここではメタアナリシスの結果が感覚的にわかるようになるための3つの観点を紹介します。

一つの食品でも複数の疾患予防に効果があれば、効果は何倍にもなる

野菜を食べて、ある疾患リスクが10％減少するという結果があるとき、それは小さな効果にみえるかもしれませんが、リスクが減少する疾患が10種類あれば、野菜の健康効果は単純にその10倍の価値があるとみることができます。実際、メタ・チャートをみると、野菜・果物の健康効果はほぼ

すべての疾患について青系の色が多くならんでいます。このため、私は野菜・果物が人間にとって本質的によい食べものであり、多く食べるほど健康になるものなのだと直観的に思っています。そして野菜・果物のメタアナリシスが現時点で存在していない疾患（メタ・チャートで色つきのマスがない空白の項目）であっても、将来論文がが発表されたときには、だいたいすべて青系の結果となるのではないかと私は予想しています。もしそうであるなら、たとえ一つ一つの疾患についての効果は小さくても、すべての疾患に対する効果を足しあわせると、その健康効果はかなりの大きさになるということです。

健康とは、単に一つの疾患が治ればよいということではありません。あらゆる疾患のない状態が続くことが健康です。野菜や果物が多くの疾患に対する予防効果をもっていることを考えると、野菜とは真の健康を得るための総合力を持った食品だといえるでしょう。

1日に食べる総量に限度があることで食品の影響はさらに大きくなる

1日に食べる食品の量には限度があります。もっと食べたいと思うときでも、おなかに入る以上の量はどうしても食べられません。実はこのことが理由で、体にいいものを食べたときの健康効果は、メタアナリシスで示されている疾患リスクよりも大きな影響がでることになります。例をあげてみましょう。単純に、野菜は疾患リスクを減らし、その他の食品は疾患リスクを増やすとします。

このとき1日の食事のうちで野菜を増やすことは、同時にその他の食品を減らすことになるため、野菜を増やすことで疾患リスクが減るとともにその他の食品による疾患リスクの増加もなくすことができます。したがって、この2つの効果が合わさることで野菜の健康効果は倍になるのと同じことになります。この考え方を、1日の食事でシミュレーションしたのが図20です。1人あたり1日の食事の量は、水を除くとおよそ2kgです。その2kgを10のブロックにわけて1ブロックを200gとし、1日になにをどのぐらい食べているかを表わしました。図の左側は、現在の日本人が食べている平均的な食事内容(46)です。このとき、次の3つの食生活の改善を行ったとします。

・白米の一食ぶんを玄米にした

図20　1日の食品摂取シミュレーション

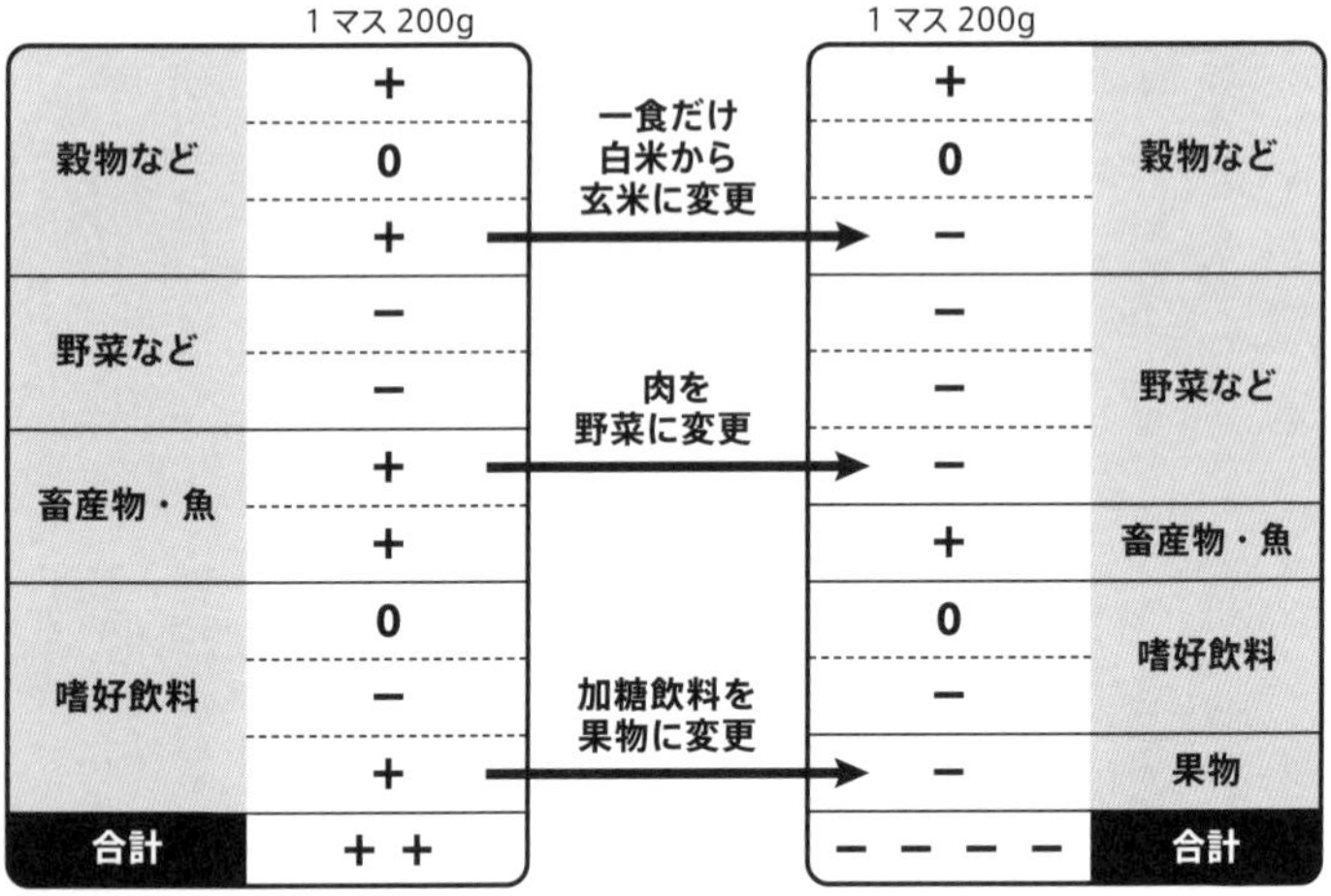

・肉のかわりに野菜を食べるようにした
・加糖飲料のかわりに果物を食べるようにした

そのときの食事内容が図の右側です。それぞれの図の下には合計を示しています。「＋」と「−」を足すと0になるものとし、「−」が多くなるほど「−−−」のように表わします。

これらの食生活改善の効果を一つ一つみると、どれも「＋」が一つ減るとともに「−」が増えています。「−」や「＋」を1点とすると、このような三つの食生活の改善によって6点ぶんもの健康効果を生むことになるのです。このように、食品による疾患リスクは毎日の食事の総量の中で総合的にみる必要があります。

病気になる前段階を含めるとさらに大きな健康効果が考えられる

さまざまな病気の予防効果とともに発症の前段階の体調不良も含めて考えると、野菜の健康効果はさらに大きなものになると考えることができます。未病という言葉があります。これは東洋医学の考え方だそうですが、病気になる前段階で検査などで必ずしも異常がみられずなんらかの病名がつくほどではないものの、健康が損なわれている状態です。これはとても自然な考え方です。病気というのは、白が黒になるように突然異常な状態となるものではなく、気づかないところでじわじわと小さな影響が蓄積して体に変化を起こし、結果的に医師が診断できるほどの異常へと発展するものだからです。その間の体調といえば、当然、体の重さやだるさ、気分が晴れない、寝ても疲れがとれないといった不調をともなうものとなるでしょう。

多くの人はそんなとき、その疲れやだるさを取りのぞきたいと思い、疲れの解消をうたう栄養ドリンクや健康食品を試したりします。しかしメタアナリシスの結果では、サプリなどの精製された栄養による健康効果はないか、または不明であることがわかっています。また、その他の健康食品についてはメタアナリシスすら行われていません。ましてや健康食品による「未病を解消する効果」など科学的になにもわかっていないことはいうまでもありません。

寝不足であれば睡眠をとる必要があるし、運動不足なら運動をすることで大きな健康効果が得られるでしょう。また、好きなことをして気分転換をしたり、ゆっくりとリラックスすることで元気になることもあります。このようにして疲れが解消されるなら、それは健康な状態だといえます。しかし、それでも取りのぞかれない疲れなら、それは未病という状態をまず疑うべきです。そして、その第一の原因として考えられるのが野菜の不足です。野菜によって病気になるリスクが減るということは、病気の前段階である未病になるリスクも減るということだからです。したがって、未病の解消には野菜をたっぷりとること（すなわち肉や油、炭水化物を減らすこと）が有効だというのが、最も理にかなった考え方となります。その意味で、野菜の健康効果は疾患の予防のみならず、総合的な健康効果を持っていると考えられるわけです。疾患の予防とともに未病の予防もその効果に含めると、野菜や果物のもつ健康効果は非常に大きなものになるといえます。

2 情報はすべてが真実にあらず

CHAPTER2では、メタアナリシスが食品と疾患の予防に関する研究論文の最高峰であるとし、2013年末までに発表されているすべてのメタアナリシスを紹介しました。それらすべてのメタアナリシスの結果をまとめたメタ・チャート（本書に付属の表）から浮かび上がってくるのは次の3点です。

1. 野菜は多くの疾患の予防に効果的
2. 肉、脂質、炭水化物は要注意
3. 食品（野菜類）からとるビタミンなどは効果的だが、サプリは効果的とはいいがたい

私は本書でこの3点が現代科学の明かす食と健康の真実だと大胆なことをいっています。人によっては真実という言葉が挑戦的に聞こえるかもしれません。しかしこれは冗談ではなく、私は本

当にそうだと思っています。本書で紹介したメタアナリシスが、科学が現在までに明らかにした「食と疾患予防」のすべてであり、これ以外にメタアナリシスはありません。したがって、本書の内容以外は科学的にはっきりわかっていないといってよいのです。科学はいまだ食と健康の一部しか解明していません。とはいえこれまで科学によってわかったことをまとめると、その全体像からは「私たちには野菜が必要である」ことがみえてきます。このような科学的な全体像を示した本はこれまでありませんでした。このような全体観こそが、私たちに必要な健康情報です。しかし、残念ながら現代の私たちの日常は多くの雑多な健康情報であふれかえっています。そしてその情報はどれも、「実験で効果を確認した」や「多くの人がその効果に納得している」などと、さも根拠があるようにみえるものや、よい印象を与えるものばかりです。その間、現代の私たちは情報を正しく活かした食生活しているとはいえず、よいバランスがとれているとはいえません。むしろ情報にほんろうされるばかりで、正しいバランスを見失っているようにしかみえません。

CHAPTER3では、現代の私たちが直面する情報過多という問題について述べ、それらの情報の中から真実をみつけ出すために必要な考え方について説明します。そして、真実を見分けるための最強の武器がメタアナリシスであること、そしてメタアナリシスをまとめることでみえてくる「食と疾患予防」の全体像が、食の正しいバランスを明らかにする真実であることの理由を説明します。なぜそれが最高だ、真実だといえるのか。こうした考え方を整理することで、これまでに科学が明らかにしてきた「食と健康」の本質を、自分の武器とすることができるようになるでしょう。

人を惑わせる〝健康情報〟の大波

CHAPTER1の冒頭では、野菜の重要性が理解されていないことから、野菜の消費量が減少の一途にあることを述べました。そして野菜の重要性が理解されていない理由として、次の点を挙げました。

・そもそも食品のもつ健康効果が科学的によくわかっていない
・科学的によくわかっていないということが、医療従事者をはじめ一般的に知られていない
・食べものと健康の関係について、枝葉末節のことばかりが取りあげられ、全体的な観点での情報が不足しているため、人々は雑多な情報に惑わされてしまっている

ここではその原因についてさらに掘り下げて説明します。意外に思うかもしれませんが、これだけ科学の発達した文明社会にあってもなお、生命のことについてはまだまだ多くのことがわかっていません。端的にいえば、人類の科学力はメダカ一匹、いや生きた細胞一個すら実験室で作り出すことができないのです。再生医療で話題となっているiPS細胞でも、もともとある生きた細胞に手を加えることで作るものであり、生命のいない試験管の中でiPS細胞を生み出すものではありません。この世のすべての生物は、細胞からしか生まれることができません。細胞なくして人が生

物を作り出すことなどできないのです。

人間の健康についても、まだまだわからないことが多くあります。「牛乳は体によいのか悪いのか」という議論をメディアでみかけることがありますが、どちらの主張も正しくみえるため、結局どちらが本当なのかがわからない。そんな経験はありませんか。実のところ、この問題は牛乳だけではなく多くの食品や栄養についてもそうなのです。そしてその「わかってない」ということが、健康のプロフェッショナルである医療従事者だけでなく、一般的にも十分理解されているとはいえません。それが原因となって、三点目にあげた、雑多な情報に惑わされる状況が生まれているのです。

私たちはどのように惑わされるかを知るために、例としてニュース記事の見出しをいくつかつかみてみましょう。

・美肌やアレルギーに、ニンジンの健康効果（日経ウーマンオンライン 2011／8／25）
・タマネギエキスに血管内皮機能の改善効果（日経ヘルスオンライン 2012／7／30）
・トマトジュース売れすぎ…脂肪燃焼効果の論文で（読売新聞 2012／2／15）
・イチゴに花粉症抑える効果…7日以上食べれば（読売新聞 2012／6／23）
・青汁に脳機能低下防止、老化抑制効果 信大（信濃毎日新聞 2012／12／26）

このように野菜讃嘆の見出しが躍ると思いきや、

・食物繊維「とにかくとる」は健康効果乏しく（日本経済新聞 ２０１２／12／29）
・頭痛の原因はアルコールだけではない バナナや味噌汁にもご注意あれ（ウォール・ストリート・ジャーナル日本版 ２０１２／12／18）

などと、野菜や果物でも注意が必要だなんていわれ、さらに、

・調子が悪いときに「チキンスープを飲む」と元気になる理由（マイナビニュース ２０１３／01／07）
・コラーゲン、豆腐やハムにも お肌プルプル効果は（朝日新聞 ２００９／８／27）
（肉類や魚、乳製品などのトリプトファンは）美肌効果も抜群！ 質のよい睡眠を取るための食事方法（マイナビニュース ２０１２／12／14）

といって肉などの効果がうたわれます。さらに、あげくの果ては、

・冷えに効果的なのは実は「ショウガよりもココア」と判明（マイナビニュース ２０１２／12

／17）
・実はおせち料理「栗きんとん」を食べると老化予防できる（マイナビニュース 2013／01／01）
・乳酸菌に睡眠障害改善効果、サッポロが研究発表（日本経済新聞 2012／7／24）
・1日に4杯のコーヒーで「うつリスク」下がることが明らかに（マイナビニュース 2012／10／30）
・ビール：筋肉萎縮を抑える効果 寝たきり防止に期待（毎日新聞 2012／9／20）

と、ビールでも栗きんとんでも健康にいいときては、もはやなんでもありという感じです。結果的に人の印象に残るのは、「ようするに、いろんなものにいろんな効果があったり、なかったりするのか」程度のことです。それではなんの意味もありません。また、たとえ一つの記事に感心して、一時期その食品を積極的に食べることはあっても、何年も続けることは少ないでしょう。さらに、効果が十分に感じられなければ、なおさらその習慣は続くことはありません。そして、たとえ特定の効果があったとしてもそれにより栄養が偏ることになってしまえば、トータルでの効果、つまり「元気で健康になる」ことが得られなくなり、そもそも続けることの意義さえなくなってしまいます。このように、個別の健康情報というものは、センセーショナルな文句で注目されることはあっても、全体的な観点で人の健康に役立つかといえば、それは大いに疑問なのです。むしろ人を惑わし迷わせるばかりです。私たちは現代の情報過多の中で、こうした不確かな〝健康情報〟の大波に飲みこまれ、惑わされ、ほんろうされているのです。

どんな食品にも健康効果があるというのは、実は考えてみれば当然のことです。食品であるかぎり人が生存するための役に立つのはあたりまえなのですから。食品を単品でみて効果があるかどうかをいうのであれば、たとえばコップ一杯の水や角砂糖であっても非常時には命の源といえるほどに絶大な健康効果があるわけです。

では、結局なにを食べればよいのかと人に問うと、「やっぱりバランスよく食べることでしょう」という、もっともな答えが返ってきます。しかしこの「バランスよく」という言葉にこそ私たちの惑いが凝縮されています。バランスよく食べなさいといわれても、そもそもなにがよいバランスなのかがはっきりしないからです。1日3食で2kgほどのものを食べる私たちは、ニュースの見出しでニンジンがよいからといって、ニンジンだけを2kg食べるわけにはいきません。ニンジンを多く食べるなら他の物を減らすしかありません。「バランスよく」の意味とは、「なにを減らしてなにを増やすかが正しく判断でき、結果として健康になる」ということです。つまり「全体観でみた食品の健康効果」を知ることこそが、正しいバランスを知ることなのです。ニュースの見出しは「へぇ、そうなんだ」という感心は与えられても、正しい判断基準を与えたことにはならないのです。

「法によって人によらざれ」～研究論文を根拠にすべきです～

正しい判断基準を得るために、よりどころにすべきは客観的な事実です。つまり科学的な情報です。ここで注意すべきなのは、科学的な情報とは必ずしも科学の専門家が話すことではないということです。科学者の話なら科学的だと思いがちですが、多くの人が思うよりもずっと、科学者というのは主観的なのです。

科学的な情報として、現在最も信頼できるのは研究論文です。実験や調査を行い、国際的に名のある医学雑誌で発表された論文は、世界中の研究者の批判的な目にさらされることになります。研究論文とはいえ、研究者によりデータがねつ造されることもあり、100%信頼できるとはいえませんが、情報を印刷物という形にし、それが他者によって確認でき、他者からの批判にさらされる研究論文は、非常に客観的な情報です。したがって、真実により近い情報だといえるのです。

仏教には「依《え》法《ほう》不《ふ》依《え》人《にん》」という考え方があります。「法に依《よ》って人に依《よ》らざれ」と読み、正邪を見分ける方法の一つです。物事の正しさや誤りとは、人生の幸不幸に大きく影響するものであるため、正邪を見極めることは重要なのです。「依法不依人」の意味とは、ものの正邪を見分けるには客観的で普遍的な法則にのっとるべきであり、人のいうことにのっとるべきではない、ということです。「食と健康」についての真実を知るためには、メディアや学者のいうことを真に受けるのではなく、客観的に法則を追求した研究論文に基づくべきなのです。

「食と健康」の確かな根拠を求めて　～疫学研究の重要さ～

先にあげたニュースの見出しをたどると、確かに元の情報の一つ一つは研究論文です。しかし、新聞記者をはじめほとんどの人が見落としているのが、研究論文の序列です。論文のデータであればすべて客観的であり、すなわち真理だというのは早計です。一般的に、医学研究は次のような種類にわけることができます。

1. 分子や細胞を使った実験
2. 動物を使った実験
3. 人を使った実験
4. 人の生活を調査したもの（疫学研究）

おおまかにいうと、1から4の順でだんだん規模が大きくなり、お金もかかりますが、そのぶん健康についての確かな情報を与えてくれるものです。本来、それぞれの種類の研究に大事な意味があり、優劣をつけられるものではありませんが、多くの情報で混乱する現代にあっては、私たちがより必要とする情報とそうでない情報の区別をつけなければなりません。その重要性からいうと、食と健康に関しては1から4の順で、4が最も重要となります。

1はなぜ劣るかというと、これは分子や細胞のうち、ある特定のもののみから得た結果だからです。その細胞には効果的だとしても、その他の細胞には効果がなかったり、あるいは有害であったりすることがあります。つまり体の一部分における効果と、体全体での効果は必ずしも一致しないのです。それを克服するために2のような動物実験を行います。生物の体全体への効果をみるうえで非常に有効ですが、これはあくまで動物での話です。大事な情報は得られるものの、残念ながら人においても動物と同じ結果が得られるかはわかりません。

そこで大事になるのが、3にある人を対象にした研究です。「人を使った実験」という表現に驚く人もいるかもしれませんが、これは臨床研究や臨床試験という呼び方で一般的に行われています。たとえば効果が証明されていない薬を人に与えて、効果が出るかどうかを一定の期間、医療施設で観察するものです。もちろん安全性や人権への配慮には細心の注意がはらわれます。この方法は、薬の治療効果をみる場合や短期間での食品の効果をみるのには適していますが、食べものによる病気の予防効果をみることはできません。なぜなら病気になるまでの何年もの間、人を施設に入れて特定の食品を与えつづけ、病気になるかならないかを調べることなど倫理的にできないからです。たとえば、肉を多く食べると大腸がんになりやすいかを知りたいといって、施設で多くの人を長年も肉ばかり食べさせ、野菜を食べる人とがんの発生率を比較するなんてできないのです（ただし、サプリの効果をみる研究などでは、臨床試験はしばしば行われています）。

このとき最も重要となるのが4番目の「人の生活を調査したもの」となります。なぜなら、ふつうに暮らす人の生活を調査したものであれば、個々の生活や選択が尊重され、人の自由を制限することなく、生活習慣と病気の発生との関係を調べることができるからです。これが食と健康を調べた疫学研究と呼ばれるものです。特にコホート研究という種類の疫学研究では、規模の大きいものだと数十万人もの健康な人々の食生活を何年もかけて調査するため、労力も費用もかかりますが精度の高い結果が得られます。

このように、食と健康、特に食べものと疾患の予防について知るにはいろいろな医学研究の中でも疫学研究が大事であり、特にコホート研究が最も大事なのです。にもかかわらず、ニュース等のメディアはネズミや昆虫の実験結果が発表されるたびに、あたかも普遍的な真理が発見されたかのようにセンセーショナルな報道をします。その結果、多くの人が惑わされることとなるのです。新聞記事などの話題で、「この食品は△△の予防に効果的らしいよ」と聞いたときは、「それって疫学研究の結果？　コホート研究の結果なの？」といってあげてください。嫌な顔をされるかもしれませんが（笑）、それほど、食と疾患の予防について知るためには疫学研究が大事なのです。

疫学研究の問題点：結果のばらつき

このように疫学研究は大事ではありますが、安易に飛びついて信頼すべきではありません。何万人もの人を対象にした調査であっても、その結果は一貫しない場合が数多くあるからです。例をみてみましょう。表Ⅰは加工肉と大腸がんについて調べたメタアナリシス（ID：21674008）の内訳です。このメタアナリシスでは9報のコホート研究を統合しており、それぞれの結果（リスクの増減）が示されています。それをみると、コホート研究によって数値が異なりばらついていることがわかります。なかにはマイナス44％というにわかに信じがたい結果もあります。なお表の右端にある「有意」とは、「（その結果に）意義が有る」ということであり、「（この結果は）偶然に出たものではない」という意味の統計学の用語です。

コホート研究によって結果がばらつく理由はいくつもあります。人種によるちがいや地域ごとの食文化や習慣、環境のちがいなどです。そして、それらの要因によって起こる結果のばらつきは、調査対象者の数が小さい場合に顕著になります。実際に表をみると、コホート研究の結果がメタアナリシスの結

表Ⅰ　加工肉と大腸がんについてのコホート研究結果の一覧

研究者名	発表年	地域	対象人数	リスクの増減	有意性
Pietinen	1999	フィンランド	27,000人	+1%	
Flood	2003	アメリカ	45,000人	+17%	
English	2004	オーストラリア	37,000人	+61%	有意
Lin	2004	アメリカ	40,000人	−44%	
Larsson	2005	スウェーデン	61,000人	+13%	
Norat	2005	欧州10カ国	480,000人	+15%	有意
Balder	2006	オランダ	121,000人	+21%	
Cross	2007	アメリカ	500,000人	+26%	有意
Nothlings	2009	アメリカ	2,500人	+21%	
			メタアナリシスの結果：	+18%	有意

果と大きく異なっているのは、調査対象の人数が少ない場合であることがわかります。それに対して、２００5年と２００7年の約50万人もの人を調査した研究ではメタアナリシスの結果に近いものとなっています。このように調査対象者の規模が大きいほど結果のばらつきがなくなっていき、より真実に近い結果が得られるようになります。実はこれがメタアナリシスを行う意味です。メタアナリシスでは疫学研究を複数あつめて統合することで、あたかも大規模な疫学研究を行ったかのような結果を得ることができます。その規模は一つのコホート研究ではとうていできないほど大きなものとなり、そこから得られる結果はどんな医学者も無視できないものとなります。そのため、メタアナリシスは食と健康の真実に迫るための研究論文として最高峰のものなのです。

このようにメタアナリシスが研究論文の最高峰だとわかれば、世の中にあふれる食の健康情報はそのほとんどが「まだはっきりわかっていない」ものだとわかります。そして昆虫やネズミの実験などの報道をみても、その位置づけがわかりますから、もう一喜一憂して惑わされることはなくなるでしょう。

メタ・チャート　～これが「食と疾患予防」の科学的根拠の真実です～

以上のような考え方によって、私はメタアナリシスが食と疾患予防の論文の最高峰であることがわかりました。そして、ある食品の健康効果についてメタアナリシスが存在していない場合は、その効果は「科学的にはっきりしていない」のだということがわかりました。その次に私が行ったのは、論文として発表されているすべてのメタアナリシスを探し出すことでした。それによって、食と健康について科学が現在までに明らかにしたことの全体像を知りたいと思ったのです。食と健康についての最も古いメタアナリシスは1990年に発表されています。その年から2014年末までに発表されたものは全部で6830報ありました（論文検索の方法については本章の3を参照）。それらについて題名や要旨を確認したところ、食と疾患予防について調べたメタアナリシスは全部で608報あることがわかりました。それが本書に付属のメタ・チャートで色づけされているマス目のすべてです。

木を見て森を見ずということわざがあります。物事を部分的にみているだけではすべてを知ったことにはならず、全体観があってはじめて真理がわかるというのは万事についていえるのではないでしょうか。食と健康のメタアナリシスについてもそうです。1報のメタアナリシスの結果をみるだけでは、食全体のうちでなにを食べれば健康になれるかはわかりません。メタ・チャートをみることではじめて「食全体のうちで健康にいい食べもの」がみえてきます。CHAPTER1では、全体をみわたしたときに浮かびあがってくるのは、次の3点であることを述べました。

（1）野菜は多くの疾患の予防に効果的
（2）肉、脂質、炭水化物は要注意

（3）食品からとるビタミンなどは効果的だが、サプリは効果的とはいいがたい

実はこの3点はどれも、一言でいうと「野菜が健康にいい」ということです。（1）はそのままなので解説は不要でしょう。（2）は「野菜を食べよう」を裏返していっているものです。野菜、肉、油、炭水化物といえば、水分以外では私たちの食事を構成する主要な要素のすべてです。肉も油も炭水化物もなるべくひかえるべきとなると、そのほかでおなかを満たすには野菜を食べるしかありません。では（3）はどうでしょうか。CHAPTER2の3で述べたように、栄養成分を食品からとるときの疾患予防効果は大きいことがわかっている一方で、サプリの疾患予防効果ははっきりしたものではありません。これはとてもあざやかな対比です。栄養成分を精製したものはその効果がはっきりしないことが多いのに対して、その栄養成分を含む食品そのものの場合は疾患予防の効果がはっきりと確認されているのです。その食品こそが野菜です。野菜には、含まれているビタミン類だけでは説明がつかない奥の深い力があるということです。

このようにメタ・チャートからみえてくる（1）、（2）、（3）を一言で表わすと、「健康のためには野菜が大事だ」となります。これが現代科学の真実からみえてくることの本質であり、それは人間が健康に生きるための真理なのではないかと思うのです。

3 「食と健康」の真実をさらにくわしく知りたい人へ

この項では、本書で紹介している内容について自分でもっと調べたいという人のために、論文を読解するためのノウハウについて説明します。実際のメタアナリシスを自分でみることで、食と健康についての科学的な見解がさらによくわかるようになります。でも、そこまで深く知らなくてもいいという場合は、3はとばして次の章へ進んでください。

本書で紹介したメタアナリシスの選別条件

ここでは本書で紹介したメタアナリシスを選んだ基準について説明します。医学系論文を検索できるデータベースの一つにPubMed《パブメド》があります。これはアメリカ政府が運営しているデータベースで、1975年から現在までに発表された2千万を超える医学系の論文が登録されており、世界中の主要な論文はすべて網羅されています。この本の執筆にあたり、私はPubMedを検索することで、食と健康に関するすべてのメタアナリシスを抽出することを試みました。当然ながら2千万の論文のすべてに目を通すことはできませんので、まずは可能なかぎり論文をしぼりこむことにしました。そのための選択条件は次のものです。

・食になんらかの関係があること（食品、飲料、栄養、成分、サプリ等の語により検索(47)）
・人を対象にした研究であること
・英語の論文であること
・メタアナリシスであること

この条件で検索することで2千万の論文のうちのほとんどは除かれます。これはすなわち食に関係しない研究、細胞や動物を対象にした研究、そしてメタアナリシスではない研究といった、科学が現在までに蓄積してきた膨大な量の研究成果を本書では対象外としていることになります。本書の背景にあるのはこれらの先人による意義ある研究の積み重ねであり、本書はそのたまものです。

上記の検索の結果として得られたメタアナリシスは6830報でした（2014年末現在）。それらについて題名や要旨を確認し、本書で紹介している608報以外の論文は除外しました。除外基準は次のとおりです。

1. 食品や栄養以外についての研究
2. 疾患の予防ではなく治療を目的とした研究
3. 健康・健常者以外を対象にした研究
4. 疾患以外の生理的変化を指標とした研究
5. 途上国を対象とした研究
6. 教育や社会的な関わりについての研究
7. 母乳に関する研究
8. その他、食と疾患予防のメタアナリシスでないものやデータが不明瞭なもの

これらを除外対象とする理由や考え方について順に説明します。

1. 食品や栄養以外についての研究

1については、たばこや運動などの食以外の研究を除外するものです。健康に関する論文には食に関連する語が含まれていることはよくありますが、そのような論文は除外しています。

2. 疾患の予防ではなく治療を目的とした研究

医療は予防と治療の二つにわけられますが、本書のテーマは「疾患の予防」であって「疾患の治

療」ではありません。そのため治療を目的とした論文は除外しています。その理由は、健康にとっては治療よりも予防のほうが意義が大きいこと、そして治療のメタアナリシスを評価するためにはそのための専門知識が必要となることです。

現代の医療の大部分（ほぼすべてといってよい）である「疾患の治療」の技術は、人類の歴史とともに大きく発展し、その医療技術によって私たちは多大な恩恵を受けています。しかし健康とは本来、一つの病気を治すことや症状を抑えるという部分的な問題解決ではなく、あらゆる疾患を予防し病気やけがのない元気な状態を維持するものです。つまり疾患の予防とは治療よりも本来ずっと大きな意義を持つものなのです。健康のために本質的に必要なのは予防であるとの考えから、本書では治療を対象としたメタアナリシスは除外しています。

また治療についてのメタアナリシスは多く存在するものの、それらの結果は「○○を多くとる人は疾患リスクが20％高い」のように一般の人が直感的にわかる表現ではなく、専門的な指標で評価されています。そのため私も含めて一般の人でも、治療のメタアナリシスを理解し評価するためにはかなりの勉強時間が必要となります。自分や近しい人が病気であれば懸命に勉強することもあるでしょうが、自分が特定の病気ではない場合や、病気になる見込みでもない状態なら、治療のメタアナリシスが出している結果というものは必ずしも一般の私たちが必要とするものではないでしょう。このような考え方から、本書では治療のメタアナリシスは除外しています。

3．健康・健常者以外を対象にした研究

3については、ある意味で2の考え方と同じです。健康・健常者以外というのはなんらかの疾患をもつ人や普通の生理的な状態ではない人であり、それらの人を対象とした研究は治療の意味あいが強いものとなります。「ふつうの人がふつうの暮らしのなかで健康になるためにどんな食が必要なのか、その科学的な根拠とはなにか」を追求したのが本書のテーマです。そのためふつうの状態でない人を対象にした研究は除外することとしました。具体的には、疾患をもつ人のほか、未熟児、妊婦、更年期女性、高齢者のことです。

高齢者を対象外にすると「元気な人たちじゃないか」とお叱りを受けそうですが、老化というのは体のさまざまな機能が低下したり損なわれたりするものであり、若い人とは生理機能が大きく異なると判断し、心苦しいのですが本書では除外しています。また、妊婦については、妊娠が特殊な生理状態であるとの理由で除外しています。ただし妊娠中に食べるものと出産後の子どもの疾患との関係については、本書の対象としています。

4．疾患以外の生理的変化を指標とした研究

これは疾患自体ではなく、その疾患との関連が予測される生理的変化（血圧や血液成分などの変化）を指標とした研究です。これを除外することについては悩ましいものがありましたが、それらの論文をみると、いまだ疾患との関係が十分といえないものが多いことがわかりました。このため、

それらの論文は除外しました。

感染症や骨折などの例外はあるものの、病気というものは通常、小さな影響が蓄積していきある程度の期間をへて発症するものです。食と健康について確かなことをいうためにはいまだ不確かである血液成分などを指標とするのではなく、長年にわたって対象者の食生活を追跡調査し、その結果として医師が診断できるレベルで発症した疾患の有無を指標とすべきです。そのような判断から、本書では疾患以外の要因を指標とした研究は除外しています。

5. 途上国を対象とした研究

周知のように、開発途上国における一般の人々の生活水準は先進諸国とくらべて豊かではなく、物質的に恵まれているといえない国が多くあります。食べるものさえ不十分な状況のなかでは、「健康のために肉、油、炭水化物の量を減らそう」などということは非常に贅沢な考え方であり、現実に即しているとはいえません。このように先進国と途上国とでは食をめぐる環境が大きく異なり、食生活の豊かさによって発生する疾患にも大きなちがいがあります。日本の私たちにとっての正しい食を追求するためには、先進国における研究を調べる必要があります。そのため本書では途上国を対象にしたメタアナリシスは除外しています。

途上国での研究を除外することには心が痛むものがあります。先進国に住む私たちは健康になることによって、世界のいまだ貧しい暮らしを強いられた人々が豊かに暮らせるようになるために力をつくす責務があると思います。そうであってこそその健康は本物であり、肉体と精神の健康を謳《おう》歌《か》できるのではないでしょうか。

6．教育や社会的な関わりについての研究

これは、家庭や教育現場、職場などにおける食の現状の調査や、教師が働きかけることで生徒の野菜摂取量が増えるかを調べたものなどが該当します。当然ながらそれらは食の疾患リスクを調べた研究ではないため、本書では除外しています。

7．母乳に関する研究

母乳とはいうまでもなく赤ちゃんの食事になるものです。その効果に関するメタアナリシスはいくつも報告されていますが、そもそも赤ちゃんにとってなにを食べるかという選択はほとんどありません。したがって、母乳については本書では除外しています。

8．その他、食と疾患予防のメタアナリシスでないものやデータが不明瞭なもの

検索された論文がメタアナリシスでない場合や、メタアナリシスではあってもデータが不明瞭である場合は除外しています。

PubMedを使ってメタアナリシスを読んでみよう

ここからは、PubMed《パブメド》という医学系論文の検索サイトを使い、実際にメタアナリシスを読むためのノウハウについて説明します。自分で医学論文を検索して、自ら内容を読むことができれば、現在の科学がどこまで食と健康についてわかっているかを、よく理解することができます。また気になる食品や栄養の情報があるとき、自分でPubMedをつかって検索し、メタアナリシスが存在するかしないかを調べることができるようになります。これも健康情報の正誤を見分けるうえで非常に大きな力になります。でも「自分はこの本のメタアナリシスを知るだけで十分」という人は、ここはとばして次の章へ進んでください。またPubMedはアメリカの政府機関により運営されているサイトであるため内容はすべて英語です。英語を読むのは苦手だという人も次の章へ進んでかまいません。

PubMedで論文を検索してみよう

世の中にはPubMed以外にも医学論文のデータベースはあるのですが、研究者の間ではPubMedが最も主要なデータベースです。現在の登録論文数は2千万以上で、国際的に発表されている研究論文はすべて含まれているといってよいでしょう。さらにPubMedは誰でも無料ですぐに検索できるのも大きな魅力です。まずはPubMedのトップページを開いてみましょう。インターネットの検索画面でpubmedと入力するとすぐにわかります。PubMedのトップページをみると、インターネット検索のページと同じように、キーワードを入力してリターンキーを押すだけで、そのキーワードを含んだ論文が最新のものから順に表示されます。表示されたタイトルのなかから興味のあるものをクリックすると、その論文の要旨をみることができます。CHAPTER2の各項にあるメタアナリシス一覧には、PubMed IDという各論文に固有の番号があります。PubMedの検索画面でこの番号を入力することで実際の論文の要旨をみることができます。

メタアナリシスの要旨を読んでみよう

メタアナリシスの要旨（Abstract）を読むためのコツについて説明します。ポイントは次の2点です。

（A）リスクはRRやORの数値で表わされる。その数値が1より大きいか小さいかをみる。
（B）95％CIの幅が1をまたがなければ有意であり、幅が小さいほどよいデータである。

（A）はメタアナリシスの結果の読み方です。本書では「疾患リスクが○％高い」という表現を使っていますが、実際の論文では「リスクが○倍になる」という表現となっています。具体的には、リスクが20％高いという場合、論文では「リスクは1・20であった」と書かれています。逆にリスクが33％減少する場合は、「リスクは0・67であった」と書かれています。なおリスクという言葉は、論文では複数の表現があります。代表的なものはRR（Relative Risk、またはRisk Ratioの略）とOR（Odds Ratioの略）です。基本的に、RRはコホート研究を統合した結果を表わすのに使われ、ORはケース・コントロール研究という種類の疫学研究を統合した場合に使われます。

（B）の95％CI（Confidence Intervalの略）とはリスクの値が有意かどうかを示す数値です。有意とは「意義のある結果である（偶然そうなったものではない）」という意味の統計学の用語です。95％CIのすぐあとに2つの数値がならびますが、これは「得られたリスク値は暫定的な値であり、真実の値はこの2つの数値の間に95％の確率で存在する」ことを表わしています。ちょっと混乱しそうですが、ここで大事なことはこの2つの数値が「1をまたがなければリスク値は有意である」ということです。逆に「1をまたげば有意ではない」となります。具体的な例をみてみましょう。

① RR 0.80, 95% CI 0.60 to 0.90
② RR 0.80, 95% CI 0.30 to 1.20

RRはどちらも0・80なので、「20％のリスク減少効果」があるという結果です。しかしこの結果は、①では「有意である」が、②では「有意ではない」となります。したがって、①の0・80は偶然ではなく本当に20％のリスク減少効果があるという結果ですが、②の0・80はたまたまそのような数値が出た可能性が高く、本当の健康効果はまだ不明だという意味になります。さらに付け加えると、95％ＣＩの２つの値の間隔がせまいほど、得られたリスク値はより精度が高いといえます。このように95％ＣＩが1をまたいでいるかどうか、そして２つの値がどの程度ひらいているかに注意しながら、ぜひ要旨を読んでみてください。

メタアナリシスの結果の選択と判定の方法

メタアナリシスでは、多くの調査データを統合することで複数の結果が得られますが、それらのうち本書では代表的な結果のみを紹介しています。また本書ではメタアナリシスの結果を「＋」や「－」といった記号に置きかえて表わしています。このように代表的な結果を選択し、また記号への置きかえ作業をするにあたり、次のルールを設定しました。

要旨を重視すること

通常、1報のメタアナリシスによって複数の結果が得られます。それらのうちどれを本書で紹介するかは要旨（Abstract）の内容を重視して決めました。

本書で紹介する判定結果の数は、1報の論文につき1個または2個

1報のメタアナリシスによって得られる複数の結果のうち、本書で紹介するのは代表的なもの1個または2個としました。これにより、メタ・チャート上のマスの数がなるべく論文の数を反映したものとなるようにしました。

メタアナリシスの結果がORの場合は、判定結果を1ランク小さく評価する

疫学研究の代表的なものとしてコホート研究とケース・コントロール研究という二つがあります。これらのうち、より精度の高い研究がコホート研究です。それに対してケース・コントロール研究はコホート研究よりも短期間で結果が得られるものの、結果の信頼性は劣ることが知られています。

実際に多くのメタアナリシスをみると、ケース・コントロール研究を統合したリスク値（OR値）はコホート研究のリスク値（RR値）にくらべてひとまわり過大な結果であることがほとんどでした。そのため、メタアナリシスがケース・コントロール研究を中心としたものであれば、その結果を1ランク小さく評価することにしました。たとえば、OR値で「リスクが30%高い」という結果であれば、「++」ではなく「+」とし、「リスクが50%低い」という結果なら、「−−−」ではなく「−−」としました。ただし、「+」「?+」「0」「?」「?−」「−」の場合は評価の変更はしませんでした。

「?+」「0」「?」「?−」の判定方法について

メタアナリシスの結果の判定方法については33ページで説明しています。そこでくわしく述べなかった「?−」「0」「?」「?+」については、表Jのように判定しました。

表J 判定が「?+」「?−」「0」「?」となる場合

?+ / ?−	RR または OR が 1.00±0.05 以上の場合（つまり 0.95 以下か 1.05 以上のとき）で、かつ 95% CI の片方の値が 1.00±0.03 以内のとき。 （例）RR 0.94, 95% CI 0.85 to 1.02 であれば、判定は「?−」
0	RR または OR が 1.00±0.04 以内の場合で、かつ 95% CI の片方が 1.00±0.10 以内のとき。 （例）RR 0.97, 95% CI 0.86 to 1.09 であれば、判定は「0」
?	上記以外のとき。

CHAPTER 4

食と健康に関する疑問に答える

1　野菜中心生活をするうえで気になること

ここでは本書がすすめる野菜中心の食生活をするにあたって多くの人が疑問に思うことに対し、論文（メタアナリシス以外の論文も含めて）に基づいた考え方を紹介します。

で、結局なにを食べればいいの？

ＣＨＡＰＴＥＲ2では食と疾患リスクについて、これまで科学的に研究されたすべてのメタアナリシスを紹介しました。本書に付属のメタ・チャートには、これらすべてのメタアナリシスの結果がのっており、これまで明かされなかった食と疾患の全体像をみることができます。そこから浮かび上がってくるのは次の3点です。

1．野菜は多くの疾患の予防に効果的

2．肉、脂質、炭水化物は要注意
3．食品（野菜類）からとるビタミンなどは効果的だが、サプリは効果的とはいいがたい

CHAPTER2を十分読んだなら、この3点についてはよく理解してもらえたと思います。そのうえで読者のなかには「結局なにを食べればいいの？」と思う人もいると思いますので、ここではその問いに答えます。先の3点をさらに要約すると、食と疾患の全メタアナリシスによって科学が明らかにしているのは「健康のためには野菜を食べることが大事だ」という1点だけです。したがって、なにを食べればいいのかという疑問に対しては、野菜をたっぷりと食べることであるというのが科学による回答です。

野菜には緑黄色野菜もあれば淡色野菜もあります。根菜類もありますし、イモ類のように糖質が多いものもあります。このようにいろいろありますが、たっぷり食べるならどんな野菜でもよいということです。逆にいうと、この野菜がいい、悪い、などということは科学的にはほとんどわかっていないのです。メタアナリシスの中には、緑色の葉物野菜や、トマト、にんにくといった個別の野菜についての論文はあるものの、メタアナリシス全体からみれば、その数はわずかです。大部分の論文からはっきりいえるのは、「野菜はよい」ということだけなのです。

なにを食べるといいかについてもう少し具体的に説明しましょう。本書では、ときどき「野菜類」という言葉を使っていますが、これは野菜以外に、果物、海藻、豆類（とうふなど大豆食品を

含む）、ナッツ（ごまを含む）、全粒穀物（玄米や全粒小麦粉など）を含む言葉です。CHAPTER2第4項では、食品からビタミンやミネラルをよくとる場合に大きな健康効果があることを紹介していますが、その栄養を多く含む食品が野菜類です（表Fを参照）。このように、野菜をたっぷり食べるといっても菜っ葉ばかりを毎日食べなければいけないということはありません。野菜類というグループの食品をたっぷり食べるということなら、毎日の食事はずいぶん豊かなものになります。

さらに本質的にみると、本当に健康にいい食べものとは野菜の特徴を強くもったものだと考えることができます。野菜の主な特徴には次の3点があります。

・植物であること
・食物繊維を多く含む
・フィトケミカルを含む

このうち特に注目したいのは食物繊維です。野菜であれば繊維を多く含むものです。動物にはなく植物にだけ存在するものとして細胞壁があります。これは主にセルロースでできており、人が消化吸収できない成分です。これは立派な食物繊維です。食物繊維をよくとるには、食品成分表をみて含有量が多いか少ないかなど気にする必要はありません。食べものをかむ苦労がどれだけあるかで判断すれば十分です。りんごを例にあげてみましょう。皮をむいたりんごはりんごジュースを飲むよりも、食べていて繊維質が口の中に残ります。したがって、ジュースよりも野菜的だといえます。さらにこのりんごを皮をむかずに食べるなら、口に残る繊維質は皮をむいたりんごよりもずっと多くなるので、より野菜的だといえます。

かむ苦労や消化する苦労のない精製された食品は、口当たりがよくて食べやすく、おいしいものです。でも健康のためには、かんで消化する苦労が必要なもの、つまり野菜的なものをよく食べることが大事です。ただ、あまり苦労ばかりでは食の楽しみが減ってしまいますので、このあたりのバランスをうまくとりつつ、「かんで消化する苦労」を目安にしながら、野菜的なものを増やしてたっぷりと食べるとよいでしょう。

野菜ばかりでは栄養が偏るのでは？

野菜ばかりを食べる人といえば「ベジタリアン」という言葉がよく知られていますが、ベジタリアンと一口にいっても種類があります。通常ベジタリアンというと、肉や魚は食べないけど乳製品やたまごなら食べるというのが一般的です。しかし、なかには牛乳もたまごも食べないビーガンという人たちもいます。アメリカではベジタリアンが人口の1割にものぼるとみられ、レストランなどでもベジタリアン用のメニューがあるお店が多くあります。大手ハンバーガーチェーンでも、肉を使用しないパティをつかった「ベジバーガー」というメニューがあるほどです。そんなアメリカでは、栄養士の組織として世界最大の規模である米国栄養士会が、次のような見解をのせた論文(48)を発表しています。

〝〈公式見解〉適切に計画されたベジタリアン食（ビーガン食も含む）は、健康的で栄養的に必要十分であり、そしていくつかの疾患に対する予防または治療効果を提供する可能性がある。十分に考えられたベジタリアン食は、妊娠期、授乳期、幼少期、児童期、青年期を含む、一生のどの期間にある人およびアスリートにおいても適切である。これは、米国栄養士会の見解である。〟

このように、適切に計画されたベジタリアン食は栄養が偏ったり不足したりすることはないという見解となっています。ここで「適切に計画された」食事とありますが、これは「限られた食品だけに偏らないこと」と理解してかまいません。表F（102ページ）をみると、野菜と果物以外にも、豆類（とうふを含む）、海藻、ナッツ（ごまを含む）にもビタミンやミネラルが多く含まれていることがわかります。これを一つの参考として、幅広くいろんなものをおいしく食べるのがよいでしょう。

米国栄養士会の見解が書かれたこの論文では、ほかにも一般の人が不足を心配する栄養素についてのコメントがありますので紹介します。

タンパク質

論文では、「限られた食品に偏らず、十分なカロリーをとっていれば、植物性のたんぱく質でも必要量を満たすことができる」とあり、健康な大人が必要とするすべての必須アミノ酸、そして必要な窒素分の摂取が可能であるとしています。このため、追加でプロテインのサプリをとる必要もないと書かれています。1日に必要なタンパク質が不足することはないことについては、次の項「タンパク質をとるためには肉も必要では？」もあわせてご覧ください。

n－3脂肪酸

魚やたまごに含まれるn－3脂肪酸については、ベジタリアン、特にビーガンの人では摂取量が少なめになると書かれています。たまごも食べないビーガンの場合は、αリノレン酸を多くとることやサプリの使用がすすめられています。世界的にみると、日本人は魚を食べる量が非常に多いので、魚をときどき食べるならn－3不足はまったく心配はないでしょう。

鉄分

ベジタリアンの場合、体内の鉄分の貯蔵量は比較的少ないものの、血中にある鉄分は非ベジタリアンと変わりはなく、貧血の頻度も非ベジタリアンとは差がないため、鉄分不足の心配はないと論文には書かれています。

亜鉛

ベジタリアン食からとれる亜鉛の量は比較的少ないものの、ベジタリアンに亜鉛不足がみられることはないと論文には書かれています。

ヨウ素

ビーガンのように、牛乳やたまごを含むあらゆる動物性食品をとらない場合は、ヨウ素が不足する危険があるとのことで、ビーガンであればサプリを使用することがすすめられています。日本では海藻を食べる習慣があるので、ヨウ素不足の心配はないでしょう。

カルシウム

ベジタリアンは乳製品とたまごを食べることで、非ベジタリアンと同じぐらいのカルシウムをとっています。しかし、乳製品もたまごもとらないビーガンの場合は、1日の必要量を下回る可能性があるので、とうふやサプリをとるのが望ましいと論文には書かれています。日本では伝統的にとうふをよく食べますし、カルシウムを多く含む海藻も食べるので、カルシウム不足も心配はないでしょう。

ビタミンD

人は日に当たることによって、体内で必要なビタミンDをつくりだすことができますが、ベジタリアンの場合で、さらに日に当たる機会がない場合はサプリの使用がすすめられています。ビタミンDは魚に多く含まれるほかは、きのことたまごに少し含まれています。魚をあまり食べない場合は、ビタミンDの補給のために日に当たるのがよいでしょう。「日に当たる機会がない場合」の意味は、1日じゅう屋内にいることや、UVカットの化粧品を使用することなどです。なお1日ぶんのビタミンDを得るために屋外で日光を浴びる時間の目安は20分です（CHAPTER2の4－8項を参照）。

ビタミンB12

ビタミンB12は乳製品やたまごからとることができるが、ビーガンならサプリの使用が必要であると論文には書かれています。

以上のことから、日本に暮らす人の場合、乳製品もたまごも食べないビーガンであっても、不足しやすい栄養はビタミンB12とn－3脂肪酸ぐらいであり、その他は不足する心配はないことがわかります。日本ではのりをよく食べますが、のりは不思議にもn－3脂肪酸であるEPAとビタミンB12（吸収率が低いという指摘があります）が多量に含まれている不思議な食品です。動物性食品をとらない人は特にのりをよく食べるとよいでしょう。また、魚にもこの2つの栄養素が豊富に含まれているので、魚をときどき食べるならなおさら心配は不要です。サプリをとるのも結構ですが、私は魚をおいしく食べることをおすすめします。

タンパク質をとるためには肉も必要では？

これは、野菜ばかりを食べることに関して最もよく耳にする質問です。この疑問を解消するために知ってほしいポイントは次の4点です。

・タンパク質はどんな食品にも含まれている
・豆類や穀類など、植物性食品にもタンパク質が豊富な食品がある
・通常、植物性食品だけでもタンパク質が不足することはない
・タンパク質は多くとらないほうがよいかもしれない

ポイント1　タンパク質はどんな食品にも含まれている

「タンパク質といえば肉、炭水化物といえば穀物」といった固定観念があることで、肉以外の食品にはタンパク質が含まれていない（あるいは、極めて少ない）と考えてしまっている人が多いようです。しかし、実はすべての生命体にタンパク質は含まれています。含まれているどころか、タンパク質とは生命活動の主役なのです。細胞の活動はすべてタンパク質によって行われているといっても過言ではありません。したがって、およそ生命体である以上タンパク質を含まないものは存在しないのです。タンパク質とは無縁と思われるようなお米や野菜にも、当然ながらタンパク質は含まれています。まずこの点を理解しておくことが重要です。

ポイント2　植物性食品にもタンパク質が豊富な食品がある

すべての生命体にタンパク質が含まれているとはいえ、食品によって含有量は異なります。表Kには食品群ごとのおよそのタンパク質の含有量を示しました。このようにみると、肉や魚以外にも豆類や穀類にタンパク質は多く含ま

表K　食品100g中のタンパク質の量

	タンパク質含有量
肉、魚	20g
豆類（大豆製品を含む）	10g
食パン	9g
炊いたごはん	6g
中華めん、日本そば（ゆで）	5g
いも類	2g
野菜	2g
果物	1g

れていることがわかります。炊いたごはんの場合、タンパク質は比較的に少ないようにみえますが、これらは1日に食べる量が多いため、ごはんからとれるタンパク質の量は結果的に多くなります。実際に、肉と油の消費がいまの1／4程度だった1965年には、1日のタンパク質の4割は米からとっていました。

参考として、表Kの食品のうちタンパク質以外の成分はというと、肉の重量100gのうち50g～70gは水分で残りがタンパク質と脂質です。また、野菜の場合は90gが水分で残りの多くは炭水化物です。

ポイント3　植物性食品だけでもタンパク質が不足することはない

厚生労働省によると、1日に必要なタンパク質の量[49]は、成人男性の場合は50g、成人女性では40gとなっています。ここで、50gのタンパク質をふだんの食事から問題なくとれることを1日の食事のシミュレーションでみてみましょう。表Lの食品は日本の大部分の人が日ごろ食べているものです。量もこのぐらいは食べている人が多いでしょう。このような食事によってでも、1日に必要なタンパク質の量をほぼ満たすことがわかります。ふだんの食事ではこのほかにも肉、魚、たまご、

表L　1日にとるタンパク質の量のシミュレーション

	1日の食数	含まれるタンパク質
炊いたごはん（1杯150g）	2杯	18g
食パン（1枚63g）	2枚	12g
かけそば（ゆでめん250g）	1食	12g
野菜（350g）	1日分	7g
	合計：	49g

とうふ、乳製品、デザート、スナックなどを食べるのですから、タンパク質をとる量はさらに多くなります。事実、平成23年版の厚生労働省による調査報告(50)では、20代から60代までの男性がとるタンパク質の量は1日に75g前後となっており、必要量50gの1・5倍となっています。

ポイント4　タンパク質は多くとらないほうがよいかもしれない

タンパク質の不足を気にする人は多くいますが、タンパク質のとりすぎを気にする人はあまりいません。しかし、はたしてタンパク質のとりすぎは問題ないのでしょうか。それを調べたメタアナリシスはいまだ少なく、はっきりしたことがいえる状況ではありません。ここでぜひ紹介したいラットを使った研究があります。それはアメリカ、コーネル大学のキャンベル博士が行った実験(51)で、タンパク質を多くとるほどがんが発生しやすいことを示したものです。

この実験では、14匹のラット（大型のねずみ）を1グループとし、全8グループのラットに多量の発がん物質を与えました。その後、各グループのえさ中のタンパク質を4%、6%、8%のように定めて12週間そだてました。その結果、1日の食事のタンパク質が10%以下のグループではがんがあまりできなかったのに対して、10%を超えるグループではラットの肝臓にできるがんの数が急激に増えたのです（図21）。

すべてのラットには多量の発がん物質が与えられており、がんが発生するストレスはみんなが同様に受けている状況です。しかも、えさの中のタンパク質が多いときは炭水化物を減らすことで、

1日にとるカロリーやその他の栄養が同じになるようにしてあります。そのような状況のなかでタンパク質を多くとるほどがんが発生しやすいというのは非常に興味深いことです。この実験についてはキャンベル博士の著書「葬られた『第二マクガバン報告』」（グスコー出版）にくわしく書かれています。

　人とラットとでは必要なタンパク質の量がちがうかもしれませんが、現在の日本の人々が何％のタンパク質をとっているかをみてみましょう。先に、1日に必要なたんぱく質の量は男性の場合は50gだと述べましたが、これは1日の総カロリーの8％にあたります[52]。それに対して現在の日本では、男性が1日にとるタンパク質の量は20代から60代までで75g前後となっています。これは1日の総カロリーの14％となります（女性も同じ14％です）[53]。このようにタンパク質を多くとっていることが、日本でがんが増加している要因の一つかもしれません。タン

図21　食事のうちのタンパク質の割合とがんの発生（ラット）

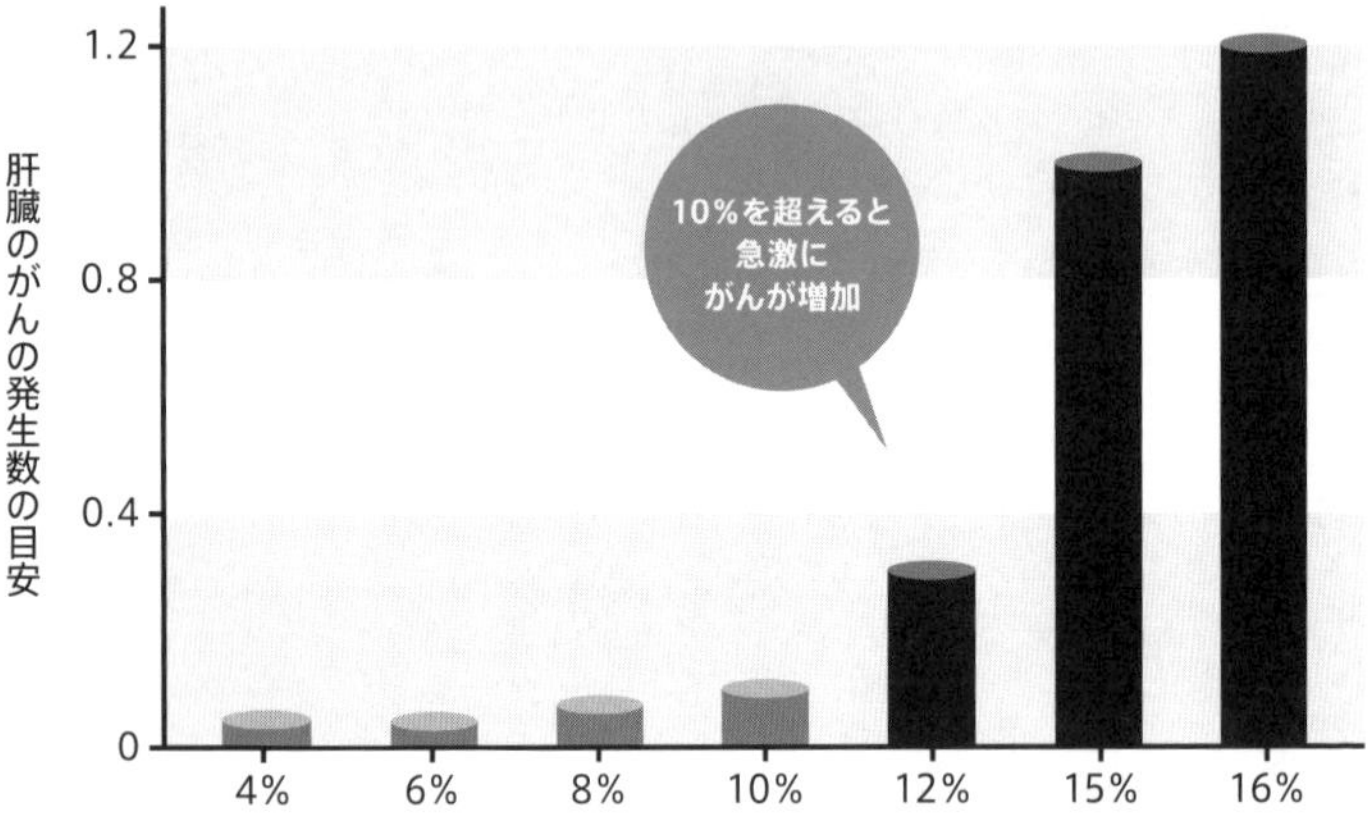

パク質が足りるかどうかを心配するよりも、タンパク質のとりすぎに注意してがんの心配を減らすほうが重要かもしれないのです。そのためにも肉を減らして野菜を十分に食べることが大事ではないでしょうか。

いもを植物油で揚げたフライドポテトはベジタリアン食なのでは?

ベジタリアン食とは動物性の食材を使っていない食品のことなのだから、この定義でいうとフライドポテトもベジタリアン食だといえます。しかし、だからといって健康的だとはいえません。メタ・チャートからみえてくることとは、野菜や果物は多く食べるほど健康によく、肉、油、炭水化物はひかえめに食べるのがよいということです。これが私のすすめる「なんでも食べるベジタリアン」であり、野菜中心生活です。健康のためにベジタリアンを志向するのはよいのですが、単純に動物性のものを食べないようにするだけでは片手落ちなのです。

「植物性だからよい」という考え方では現代の食における「脂質の問題」は解消できません。脂質の問題には、多くとりすぎることで起こる「量の問題」と、とる種類によって起こる「質の問題」があります。脂質の問題については次の項でくわしく説明します。

野菜中心生活で脂質の問題は解決できるの？　～アトピーやうつ病を考える～

油の主成分は脂肪酸と呼ばれるものです。脂肪酸は体の中でエネルギー源になるとともに、強力な生理機能をもつ物質の原料となります。この生理機能とは免疫や血管の状態を調節するものです。これに深くかかわっているのがｎ－６とｎ－３という２種類の脂肪酸です。近年増加しているうつ病などの精神・神経疾患やアトピーなどのアレルギー疾患には、これらの脂肪酸が影響しているのではないかと考えられています。ここでは脂質によって起こる問題とその対策について説明します。

ｎ－６とはほぼリノール酸のことであり、ｎ－３はαリノレン酸とＥＰＡ、ＤＨＡのことです。ｎ－６には炎症を促進する働きがあり、逆にｎ－３には炎症を抑制する働きがあることがわかっています。そのためｎ－６は悪玉、ｎ－３は善玉の脂肪酸と呼ばれることがあります。欧米化した食生活によってｎ－６の摂取量が大きく増え、ｎ－３は減ったことから、体内では過剰な炎症反応が起きているといわれています。このことがアレルギー疾患や神経疾患、そして心臓疾患や脳卒中などの血管疾患の原因となっている可能性があることが、近年の研究でわかってきました。

アトピーは皮膚の炎症ですし、ぜんそくも気道に起こる炎症です。そのほか、がんも炎症と強く関係している疾患ですし、肥満、糖尿病、高血圧、心臓疾患や脳卒中の患者では、全身性の炎症（慢性炎症と呼ばれます）が起こっている(54)ことが知られています。さらに、こうした炎症がうつ病にも影響している(55)ようなのです。例を挙げると、次のようなことがわかっています。

・心筋梗塞を起こした人の20％は1年半のうちにうつ病を発症し、65％の人にはなんらかのうつ症状が現れる。
・脳卒中になった人の三分の一はうつ病を発症する。
・炎症が神経細胞の遺伝子の働きと免疫に影響し、それによってうつ症状が引き起こされると考えられている。
・うつ病患者の体内では炎症性サイトカイン（ホルモンのようなもの）が多くなっている。
・動物や人でも、炎症性サイトカインの投与によってうつ症状が現れることが動物実験や臨床研究で示されている。

このように炎症は多くの疾患と関係していることがわかっています。また、野菜を多くとることと炎症に関して、次のような報告(56)があります。

・ベジタリアン食をとる人は、体の炎症反応の度合いが低い。
・ベジタリアン食の摂取は、炎症を下げる薬の投与よりも、炎症反応を下げる効果が大きかった。
・アトピー性皮膚炎とリューマチの患者がベジタリアン食にすると、炎症反応が下がり、症状が改善した。

こうした内容はまだ研究途上のものであり、ベジタリアン食に変えただけで病気がなおるなどとはいえませんが、脂肪酸が体の炎症反応に与える影響については多くのことがわかってきました。特に炎症反応を促進するn－6脂肪酸については、とりすぎに気をつける必要があるのではないかと思われます。

食生活の欧米化によって、人々のとる油のバランスはn－6が多くn－3が少ないものへと大きく変わっており、それが多くの疾患の原因になっているのではないかと考えられています。本書で紹介しているメタアナリシスにも、それを裏付けるものがあります。まずアレルギー疾患と神経疾患についてあげてみます（文末の【　】内はCHAPTER2の項）。

・果物（n－6をほとんど含まない）をとる人は、ぜんそくになるリスクが低い【2－8】
・ビタミンC、D、Eを含む食品（野菜、果物、魚など。これらはn－6が少ない）をとる人は、ぜんそくやパーキンソン病になるリスクが低い【4－8、4－9】
・地中海式食事（n－6が少なく、n－3が多い）をとる人は、パーキンソン病やアルツハイマー病になるリスクが低い【12－7】

またアレルギー疾患や神経疾患のほかにも、炎症という点で関連しているがん、心臓疾患、脳卒中について、次のようなメタアナリシスがあります。

・魚（n－3であるDHAとEPAの供給源）をとる人は、がん、心臓疾患、脳卒中になるリスクが低い【7－1、7－4、7－5】

・脂質（n－6が多い）を多くとる人は、がんになるリスクが高い【5－3、5－4】

・n－3を含む食品をとる人は、心臓疾患になるリスクが低い【5－5】

・オリーブオイル（n－6が少ない）をとる人は、がんになるリスクが低い【5－4】

・地中海式食事（n－6が少なくn－3が多い）をとる人は、がん、心臓疾患、脳卒中、神経疾患になるリスクが低い【12－2、12－3、12－4、12－7】

このように多くのメタアナリシスがありますが、一言でまとめると次のようにいうことができます。

・野菜や果物（n－6が少ない）によって、多くの疾患リスクが減少

・油、肉、炭水化物（n－6が比較的多い）によって、多くの疾患リスクが増加

つまり、肉、油、炭水化物をひかえめに大事に食べ、野菜をたっぷりと食べる食生活は、炎症作

用のある脂肪酸であるn－6のとりすぎを防ぐことができ、ひいてはそれが数多くの病気の予防につながると考えられます。これに加えて、魚を食べることを心がけることによって、炎症作用をおさえる脂肪酸であるDHAとEPAをとることができ、さらなる疾患予防の効果を期待することができます。このように野菜中心生活（ときどき魚も食べましょう）によって、現代の食にひそむ「脂質の問題」が解決できるのです。

ただし、n－3がよいからといって、それをサプリでとって効果があるかどうかは不明です。メタアナリシスでもn－3のサプリによって、ぜんそくやアトピーを予防できるかは不明（CHAPTER2の5－8項）という結果となっています。CHAPTER2の第4項のコラムでも述べているように、ある特定の栄養素に注目するあまりその栄養素を含む食品自体への意識がうすくなりがちですが、栄養素だけにとらわれてはいけません。n－3を含む食品をとることで疾患予防に効果があっても、それがn－3だけの効果とはいえないのです。そのことを裏付けるのが、「サプリをとっても食品と同様の疾患予防効果が得られない」というメタアナリシスの結果です。もちろん、状況によってはサプリが有効な場合はあるでしょうが、大事なのは自然に身の回りにある食べものを食べることだと思います。

n－6とn－3の脂肪酸をよいバランスでとるための食生活とは？

n－6脂肪酸とはほぼリノール酸のことであり、n－3脂肪酸はαリノレン酸とEPA、DHAのことです。n－6には炎症を促進する働きがあり、逆にn－3には炎症を抑制する働きがあることがわかっています。したがってn－6を少なくとりn－3を多くとるような食生活は、多くの疾患の予防に効果的であることが考えられます。それを調べたメタアナリシスはほとんどありませんが、CHAPTER2の5－3項で紹介している論文（ID：24548731）ではこのことを裏付ける結果が得られています。

では実際に私たちはどれほどの脂肪酸をとっているでしょうか。参考として年代別のn－6とn－3の脂肪酸の摂取量(57)をグラフにしまし

図22　国民1人1日あたりの脂肪酸の摂取量

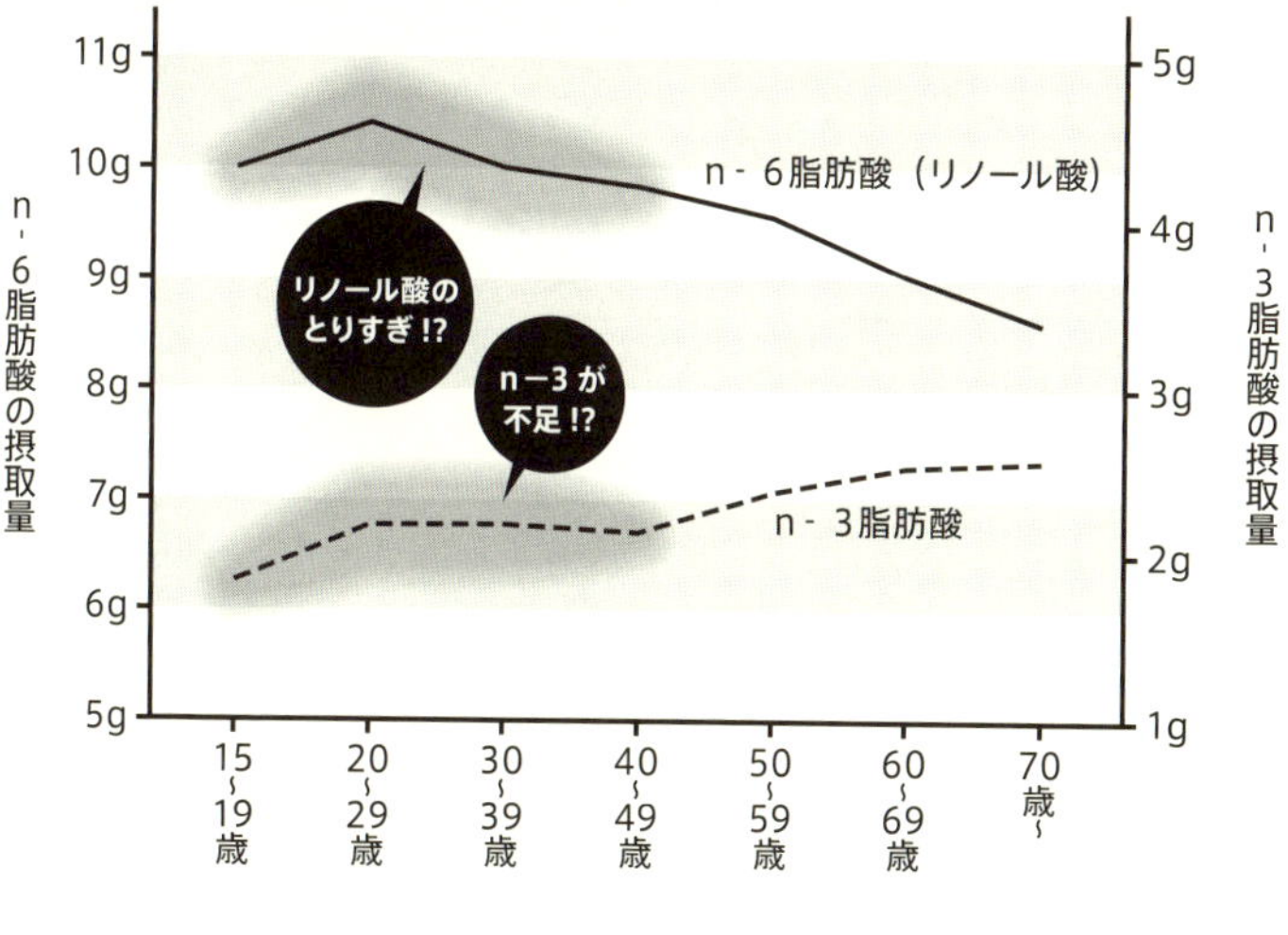

た（図22）。これをみると、年代が若い人ほど体内の炎症反応を促進するｎ－6を多くとっていることがわかります。その一方で、炎症をおさえるｎ－3の摂取量は年代が若い人ほど少なくなっています。野菜や果物にはｎ－6が少なく、油や肉にはｎ－6が多いことから、食の欧米化が進む若い年代ほどｎ－6の摂取量が大きくなっていると考えられます。逆に年配の人は肉や油の少ないあっさりした食事を好み、魚をよくとることから、ｎ－6の摂取量は小さく、ｎ－3は多くなっているのでしょう。

ここで、食品中に含まれるｎ－6（リノール酸）の量についてもう少し具体的にみてみましょう（表M）。このようにみると、ｎ－6の含有量が少ない食品（1ｇ未満）は、メタ・チャート上でも青が多い健康的な食品であり、逆にｎ－6の含有量が多い食品は健康によくないものが多いことがわかります。なお、数字だけをみると肉よりも植物油のほうが圧倒的に悪いようにみえますが、実際の食事の量でみると、およそ一食分の量である肉100ｇと植物油10ｇには、同じくらいのリノール酸が含まれていることになります。

厚生労働省の報告書では、成人がとるリノール酸の目安は1日あたり10ｇとされています(58)。この数値をもとに食品の

表M　食品100g中のn−6脂肪酸（リノール酸）の量

	n−6 脂肪酸の含有量
代表的な植物油	20g ～ 50g
代表的な肉	0.5g ～ 3g
食パン	1g
魚	0.2g
炊いたごはん	0.1g
野菜	0.2g
果物	0.02g

選び方について考えてみましょう。私たちは水以外で1日に2kgほどのものを食べて飲みますが、2kg中の10gとは、100gあたり0・5gとなります。大ざっぱにいって、さまざまな食品中の脂質のうちの1／3がリノール酸なので、リノール酸の少ない食事をするには、100gあたりの脂質の量が1・5gである食品を目安として食品を選ぶとよいでしょう。食品には通常、パッケージの裏側に栄養成分表示が印刷されています。その脂質の欄を注意してみてください。するとスーパーやコンビニで売られているもののうち、100gあたりの脂質が1・5g以下のものを見つけるのがどれほど困難であるかがわかります。それほど今の世の中で簡単に食べられるものには脂質が多く含まれているのです。

ダイエットしたいのだけど、野菜中心生活はよいダイエットになる？

体重を変化させるのは「摂取」と「消費」だけ

ダイエットしたいという人は男女問わずたくさんいます。そして「必ずやせる」と主張する多くのダイエット法が世の中で跋扈《ばっこ》しています。どれもみな効果や効率、継続性などのメリットを訴えていて、結局どれがいいのかわからずとほうに暮れる人も多いのではないでしょうか。しかし最も基本的なところから考えると、体重を変化させるのは2つの要因しかありません。それは栄養の摂取と消費です。これはつまり食生活と運動のことです。体重の変化は、カロリーをとりこむ量と使う量の差で決まります。それ以外に原則はありません（例外として外科手術などはあります）。家の貯金を増やすには収入を上げるか支出を抑えるかしかないのと同じです。したがってダイエットとは栄養の摂取と消費だけを考えればいいのです。カロリーのとりすぎになっていないか、そしてカロリーをちゃんと消費しているか。これだけに集中するのが大事です。あまり効率やスピードを求めないほうがいいと思います。

栄養の摂取について　～理想の食事は野菜中心生活～

体重が減りさえすればいいのなら、それを最も早く実現する方法はなにも食べないことです。しかしこれではおなかがすいて苦しいし元気は出ないし、やつれて最後は死んでしまいます。そう考えると、よいダイエット法とはちゃんと食べられて満足できて、かつ元気が出るものでなければいけません。これはつまりカロリーをとりすぎないとともに、ビタミンとミネラルがしっかりとれることが大事だということです。そのような食事の理想形が野菜中心生活です。野菜がたっぷりであればあるほど、その食事はカロリーが低く、ビタミン・ミネラルが多いのです。その逆に、野菜が少なく肉や油や炭水化物が多い食事ではカロリーは高くてビタミン・ミネラルが少ないものとなります。

食と体重に関するメタアナリシス

実は肥満や過体重に関するメタアナリシスはいくつかあるのですが、CHAPTER2では紹介していません。それは、CHAPTER3の3でも述べたように、過体重は疾患というよりも将来の疾患を予測する指標の一つにすぎないからです。しかし、過体重や肥満は大きな関心事だと思うので、ここでは食品と体重増加の関係を示すメタアナリシスをいくつか紹介します。1報は、2011年にNew England Journal of Medicineという一流誌に発表されている論文(59)です。この論文では、3つのコホート研究（高精度の疫学研究）を統合し、12万人ぶんのデータを分析した結果、各食品が毎日の食事の中で1サービング増えるごとに、4年間で体重がどれほど変化するかが示されています（表N）。サービングとは、1回の食事でとる食品の量の目安です。野菜と果物の場合、1サービングは約70gです。ポテトチップスなら28gです。

ポテトチップスを毎日28g食べて、4年後に0・77kgの体重増加が期待されるといわれてもいまいちピンときませんので、この表は各食品がどのぐらい体重に影響するかを知るための目安としてみる

表N　1日1サービングとるごとに期待される体重の増減

	体重の変化（kg）
ポテトチップス	0.77
じゃがいも	0.58
加糖飲料	0.45
赤肉	0.43
加工肉	0.42

	体重の変化（kg）
野菜	−0.10
全粒穀物	−0.17
果物	−0.22
ナッツ	−0.26
ヨーグルト	−0.37

とよいでしょう。表の上のものほど体重増加に影響を与える食品です。逆に、表の下のものは体重減少の効果が期待できる食品です。表の下にいくほど体重減少の効果が大きくみえますが、まちがってもナッツやヨーグルトだけを食べて一気にやせようなどとは考えませんように。

この表のポイントは、野菜類は健康的であり肉や油や精製穀物はひかえめに食べないといけないというメタ・チャートからわかったことと同じ傾向がみられることです。つまり野菜中心生活は、多くの疾患の予防になるとともに体重減少も期待できるということです。このことはさらに別のメタアナリシスでも裏付けられています。2011年の論文(60)では、野菜中心の食生活である地中海式食事を2年間つづけることで、平均2・2kgの体重減少効果があることが示されています。

参考までに、その他のダイエット法についていうと、高プロテインダイエットやローカーボ、低脂質ダイエットなどについて調べた研究もあることはあるのですが、それらの論文の多くは数週間から数か月という短期的な効果をみているものであり、1年を超えるような研究はあまりみられませんでした。また、数少ない1年以上の長期間にわたる研究結果がある論文をみると、その多くは短期的には効果がみられることがあるものの、1年以上たったあとでは効果がみられないという結果でした(61)。

体重や体型より健康が大事

体重や体型を気にするとき、みた目の問題だけを気にするのはいけません。体内の健康も非常に大事です。肥満とは、実にさまざまな疾患の原因になることがわかっています。脂質の代謝異常にはじまり、ホルモンの異常や高血圧、動脈硬化、腎臓機能の障害が起こります。また、すい臓が分泌する大切なホルモンであるインスリンが効かなくなることで糖尿病になるリスクが上がるほか、体内の炎症や血管に異常が起こることでがんや心臓疾患、脳卒中になりやすくなります。このように体の表面にみえるもの以上に、体の中では深刻な異常が積み重なり、それが多くの疾患につながるのです。

先に、体重を変化させるのは栄養の摂取と消費の2つの要因しかないと述べましたが、実際には脂肪吸引などの外科的な処置によって、無理やり体重を減らすことも可能ですし、さらにはキャビテーションやラジオ波による脂肪破壊なんていう技術まで現れています。そんな処置をして脂肪を減らし、体重や体型という表面的な問題だけが解決すればそれでよいのでしょうか。全身の血管や臓器、細胞に積み重なっている影響は未解決のまま残るのみならず、その原因となった悪しき食生活や運動不足がそのまま継続するならば、いかに体重が減ろうとも体は病気に向かってまっしぐらです。実は、そのことを支持するメタアナリシスも存在しています。これは2013年に発表され、15の調査を統合し、357人ぶんの患者データを分析した論文(62)です。患者らに対して、平均約6kgの脂肪吸引を実施し、平均3か月後に血液検査をした結果では、「心臓疾患の原因となる体内の炎症性物質や血中脂質などの濃度は下がらないままであり、脂肪吸引によって心臓疾患になるリスクが減る根拠はみいだせなかった」と研究者らは結論付けています。

体重や体型といった表面的な問題だけをみていてはいけません。大切なのは体の健康です。長い時間をかけて体にいいものを食べ、運動をし、いいリズムで生活することが大事です。それによって、体重や体型を含めた全体の健康を手にする生き方が大事なのです。

いまかかっている病気を治す食品は?

正直にいうと、この問いに答えるのは少し心苦しいものがあります。なぜなら、本書でさんざん述べてきた主張である「野菜をたっぷり食べる」ことは、病気の予防には有効であっても、病気の治療には必ずしも効果があるとはいえないからです。医学を大きくわけると治療と予防の二つになります。このうち現在までに人類が発展させてきた医学の大部分は治療に関する内容であって、予防は医学全体のうちわずかな割合にすぎません。そしてこれら二つは根本的に異なる方法論なのです。たとえば歯磨きをすることで虫歯の予防はできますが、すでに虫歯になっている場合、どんなに急いで歯を磨いたところで虫歯は治らないようなものです。もしあなたがなにかの病気であるなら、まずはそれを治療することが大事です。そのうえで、予防は予防として別に対処すべきです。

病気というものは通常、長い時間をかけて原因が蓄積し、最終的に症状をともなう形で発症するものです。野菜による健康づくりも同様であり、長い時間をかけて体の健康を積み重ねていくものです。したがって悪い原因を長い間ためたことで発症した病気を、野菜によってすぐ解消しようなどと期待してはいけません。とはいえ野菜が今ある病気を治せなくても、私は野菜中心生活をすすめます。さきほどの虫歯の例でいうと、虫歯になったあとでも歯みがきは無駄ではないのと同じです。いまある虫歯は治せなくてもほかの歯が虫歯になるのは予防できますし、いまの虫歯の進行を遅らせることもできるでしょう。病気を治療するにはこれまで人類が発展させてきた医療を最大限に、そして賢明に活用するのがよいと思います。病気は病気としてなんとか治療し、ぜひ野菜をたっぷりと食べて健康を目指してください。

2 食に関する個別の疑問にメタアナリシスが答える

ここでは食に関して疑問に思うことに対し、メタアナリシスの結果をもとにして回答します。

食品添加物が心配

2013年までのメタアナリシスのうち、食品添加物と疾患予防について調べているのは1報のみであり、その内容はサッカリンによって胆のうがんになるリスクは増加しないというものでした(15－1項)。したがってその他の添加物に関しては健康への影響は不明です。だからといって添加物に無節操になることはおすすめしません。健康への影響が不明であるというのは、悪影響があるけどわかっていないこともあるからです。その可能性を示すメタアナリシスとして合成着色料とADHD(注意欠陥多動性障害)患者について調べた2報の論文があります。これらの論文では、ADHDの患者が合成着色料を含む食品を食べないようにした結果、ADHDの症状が改善(目安として1～2割ほどだと思われます）したという結果が示されています。ただこの結果からは、合成着色料が悪いのか、それとも着色料を使った菓子や加工食品が悪いのかはわかりません。

残留農薬が心配

農薬が無害だという人はだれもいないでしょう。ましてや農薬による健康被害を経験した人なら、その危険性はだれよりも強く感じていると思います。メタアナリシスの結果では、農薬にさらされる人はがんや神経疾患などになるリスクがとても高いことが示されています。ただこのような影響は農家の人たちが農薬散布などでさらされる結果であって、野菜の残留農薬による結果ではありません。体内にとりこむ農薬の量は当然ながら残留農薬のほうが少ないため、疾患リスクの増加もかなり小さくなると考えられます。仮にとりこむ量が百分の一だとすると、農作業での農薬曝露によるリスクが「＋＋＋」であっても、野菜の残留農薬によるリスクは「0」のレベルとなるでしょう。このように考えると野菜の残留農薬はそれほど心配する必要はないのではないかと私は思います。

事実、野菜の健康効果が示されているメタアナリシスでは、野菜が無農薬かどうかにかかわらず、野菜を多く食べる人はいろんな病気になりにくいという結果となっています。したがって、残留農薬に気をつけるよりも、野菜不足に気をつけるほうがはるかに大事です。

とはいえ農家の人たちが農薬によって健康被害を受けている状況は、消費者としてもけっして見過ごせない問題です。農薬の使用量が減るように生産者も消費者もともに努力を続けるべきでしょう。

スーパーで買う野菜はだめで、有機（オーガニック）野菜でないといけない？

そんなことはありません。なぜならスーパーの野菜には健康効果で劣るなどというメタアナリシスはないからです。貧しい家に生まれた子もお金持ちの子もみんなかわいい子供であるのと同じで、多少の差はあれ野菜は野菜です。貧困のない世の中をめざすのと同じで、ゆくゆくはすべての野菜が有機栽培になってほしいと思いますが、有機野菜でなければいけないなどと考える必要はありません。

インスタントラーメンは体に悪い？

結論からいうと、「インスタントラーメンが体に悪いのではなく、インスタントラーメンに偏る食生活が体に悪い」というのがメタアナリシスからみた見解です。袋入りのインスタントラーメンの原材料をみてみましょう。袋のうしろに表示された原材料名をみると、量の多いものから順に原材料名がならんでいます。具体的には小麦粉、植物性油脂、チキンエキスなどとつづきます。このように炭水化物、油、肉（のエキス）という疾患のリスクを増加させる食品でできていることがわかります。つまり、インスタントラーメンを多く食べるほど、これらの原材料を多くとることとなり、疾患のリスクが増えます。このようなことからインスタントラーメンは不健康な食品とみなすことができます。

ここでポイントとなるのは、インスタントラーメンには特に有害な成分が入っているわけではないという点です。ただ病気のリスクが増加する食品だというだけです。肉や油と同じで、たまに食べるぶんには問題はなくとも、それを多く食べること自体が病気の原因となってしまうのです。そして、インスタントラーメンでお腹が満たされると野菜が食べられなくなってしまうことも問題です。このように、インスタントラーメン自体が体に悪いというよりも、悪いのはインスタントラーメンに偏る食生活だといえます。野菜をとる量が減ることこそが体に悪いのです。

玄米は健康にいい？　雑穀米は？

「玄米を食べれば健康になる」といった玄米神話の根拠となるようなメタアナリシスはありません。したがって、玄米は特別に健康にいい食品だとはいえません。しかし、次の二点の理由によって、玄米はとても健康的であることが考えられます。

①野菜的である

②米は主食であるため、1日にとる量が多い

まず①について述べます。メタアナリシスでは、野菜の種類による優劣はほとんどつけられていません。つまり現時点でいえることは、ほうれん草でももやしでも、野菜であればそれぞれ価値ある食品であるということです。ここで、「野菜であれば価値がある」ということをさらに本質的にみてみましょう。野菜の代表的な特徴といえば食物繊維です。このため、食物繊維を多く含む食品とは野菜の特徴を強くもった食品だと考えることができます。これを私は「野菜的である」と呼びます。一般的に米は野菜とはみなされませんが、玄米の場合は食物繊維を多く含むという野菜の特徴を強くもった食品であるので、玄米は野菜とみなすという考え方です。玄米は野菜的であることから、健康にいい食品だと考えられます。実際に、玄米は食物繊維以外にもビタミンやミネラルを豊富に含んでおり、白米よりも健康的だといえます。

②についていうと、一日にたくさん食べる主食が、精製した白米であるか、それとも玄米のように野菜的なものであるかが大きなちがいとなります。メタ・チャートからみえてくるのは、野菜を多くとることが疾患の予防につながるということです。野菜を多くとることは、つまり肉、油、炭水化物をひかえめにとることと同じです。そして野菜をとる量が多くなればなるほど健康的です。毎日食べる白米の量は、一日の食事のうちでもかなりの量を占めます。この白米を玄米に変えるこ

とは、それだけの量の野菜をとるのと同じ意味となります。そう考えると、かなりの健康効果が期待できることがわかるでしょう。実際に私は毎日玄米を食べていますが、野菜をじゅうぶん用意する時間がないときでも、玄米にレトルトカレーをかけて食べるだけで、体調的にはじゅうぶん野菜をとった感じになります。

①と②の理由により玄米は健康的であると考えられますが、雑穀米の場合は話が別です。雑穀米は、ごはん全体のうち野菜的となるのはせいぜい1割程度であり、ごはん全部が野菜的となる玄米食にくらべると、健康効果はかなり低いと考えられます。

骨を丈夫にするにはカルシウムが必要？　牛乳を飲むべき？

「骨の健康＝カルシウム＝牛乳」という考えは、もはや常識としてすっかり定着しています。たしかにカルシウムが不足すると、骨折しやすくなるというメタアナリシスの結果はあります（4－11項を参照）。しかし、日本の私たちはカルシウムが不足しているのでしょうか。決してそんなことはありません。厚生労働省の調査では、この半世紀の間、国民のカルシウム摂取量の平均は1日500～600mgの間でほぼ横ばい(63)です（図23）。また、カルシウムをしっかりとるために、もっと牛乳を飲まなければいけない、などということも考えられません。図24には、1日あたりの牛乳と乳製品の消費量(64)を示しました。これをみると、1965年から現在までに牛乳は2倍、牛乳を

図23 国民1人あたりのカルシウム摂取量の推移

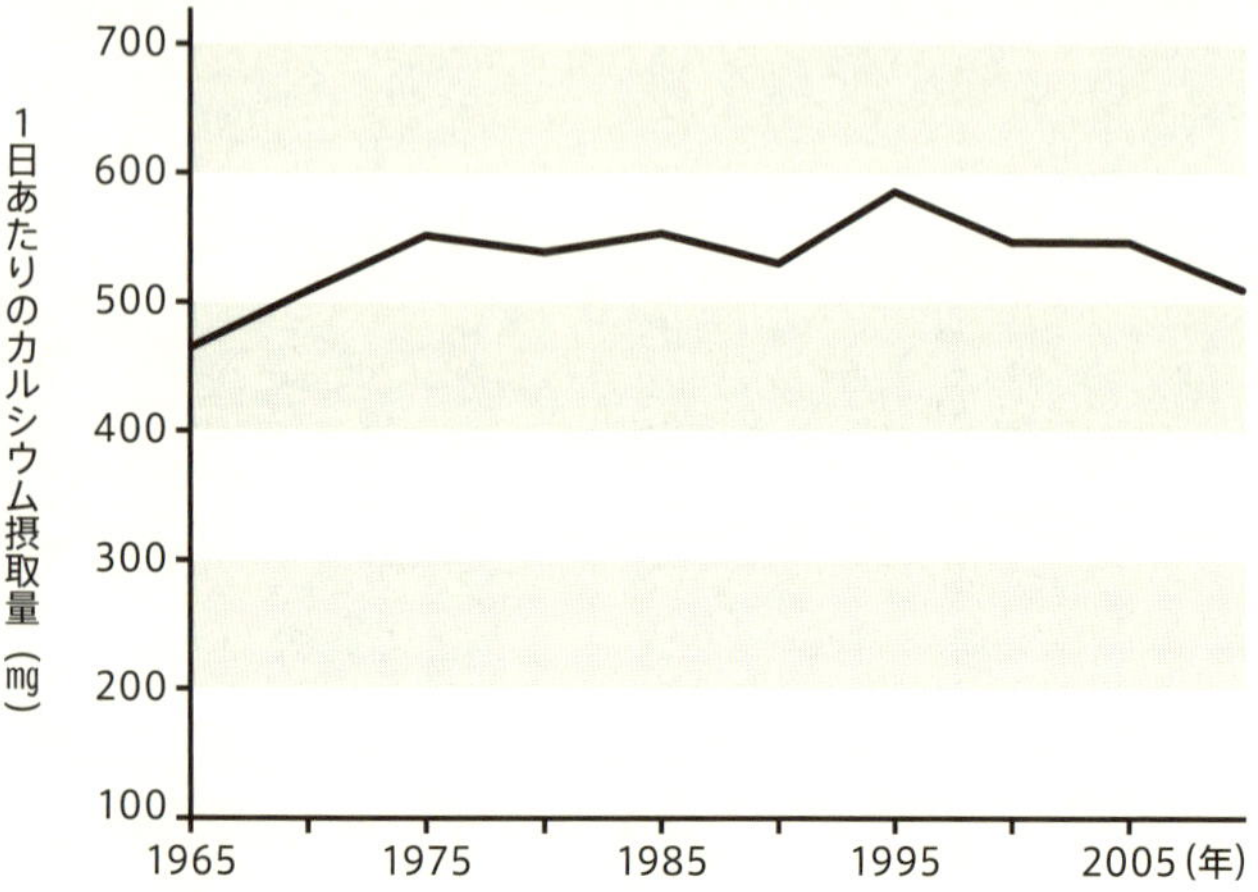

除く乳製品は3倍にまで消費は増えています。

このように、カルシウムも牛乳も十分にとっているにもかかわらず、近年恐ろしく増加している骨折があります。女性の大腿骨頸部骨折です。ここを骨折すると、一人で動けなくなることから要介護者となるケースが多いといわれています。図14（48ページ）をみてください。このような患者数の増加とカルシウムや牛乳のとり方をみくらべると、この骨折が増えている原因がカルシウムや牛乳の不足だとはとても考えられません。実際にそれを裏付けるメタアナリシスがあります。この骨折について調べたメタアナリシスでは、カルシウムを十分にとっても予防効果はなく（4－11項）、また牛乳を飲むことでも予防効果はない（8－10項）という結果となっています。

骨折の急増がカルシウム不足によるものでな

図24　牛乳および乳製品の消費量の推移

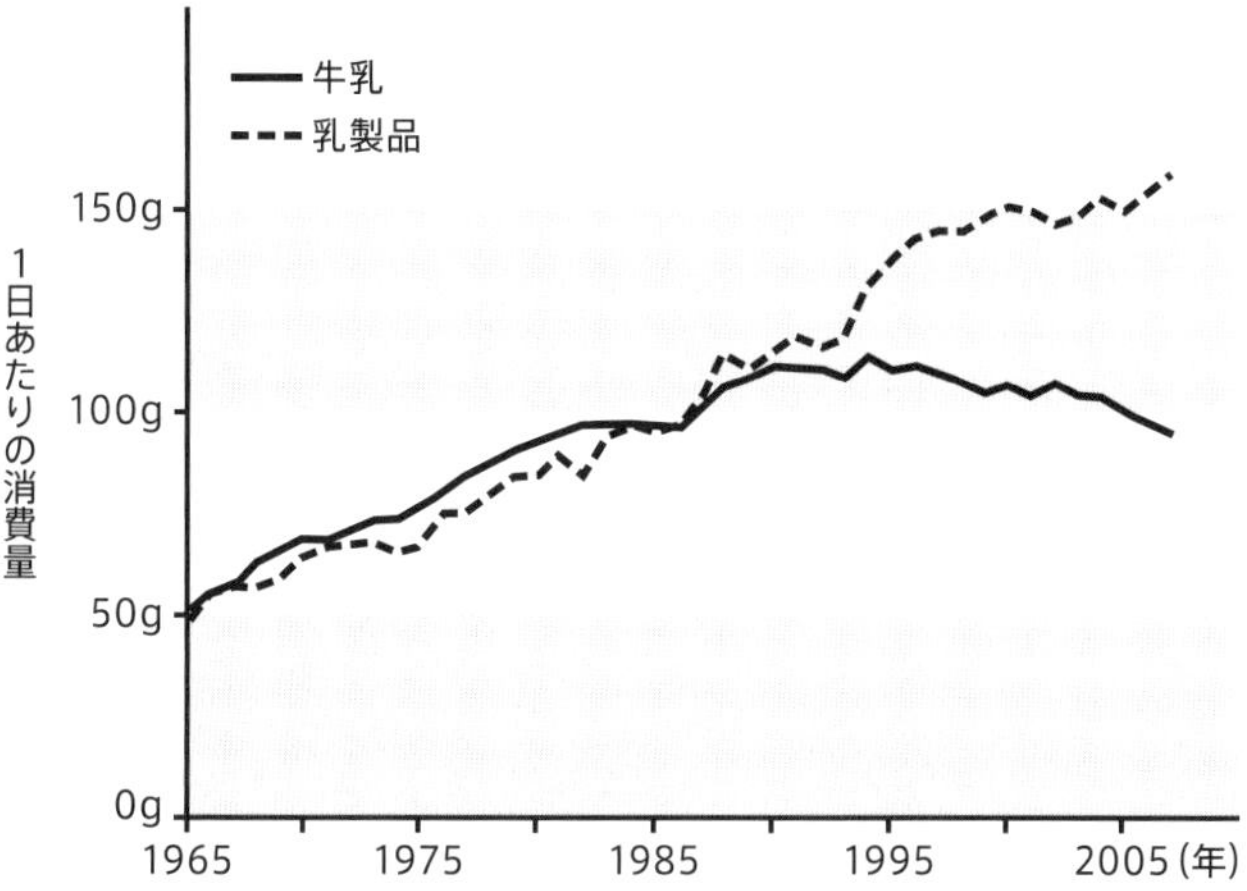

いなら、そのほかの原因を考えるべきです。私があやしんでいるのは近年の食生活の乱れです。つまり野菜不足です。残念ながら野菜不足と骨折リスクの関係を調べたメタアナリシスはまだありませんが、このことを裏付けるコホート研究（高精度の疫学研究）の論文が２０１３年に発表されています[65]。この論文では、平均年齢49歳の19万人について、9年間調査したデータを分析した結果、股関節を骨折するリスクは野菜を多くとる人で14％減少し、果物を多くとる人で11％減少することがわかりました。逆に肉を多くとる人では骨折するリスクが18％増加することが示されています。以上のことから、「骨を丈夫にするためにカルシウムがよい」というのは科学的な根拠があるとはいえず、ましてや牛乳が不足しているなどとはいえません。

骨折予防のために必要なのは「カルシウムをと

ろう」ではなく「野菜を食べよう」という意識だと私は考えます（そのほか、運動不足もこの骨折の原因となることを示すメタアナリシスもあります）。

そしてもう一点、メタアナリシスの観点から注意すべきなのは、カルシウムサプリによって心臓疾患と脳卒中になるリスクがそれぞれ24％と15％も増加するということです（CHAPTER2の3－5項と3－6項を参照）。骨折予防のためにとカルシウムをとって心臓疾患や脳卒中になっていては、なんのためのサプリなのかわかりません。カルシウムが不足しないようにするには、ふつうの食品からカルシウムをとることをおすすめします。食品の栄養成分表をみると、大豆製品（とうふなど）、海藻、野菜には、おおざっぱにいうと100gあたり100㎎ほどのカルシウムが含まれています。なお牛乳も同じで100㎎強です。骨や殻ごと食べられる小魚や小えびにはその10倍ぐらいのカルシウムがあります。

牛乳は低温殺菌のほうが栄養があって健康にいい？

低温殺菌牛乳は一般のスーパーでもよくみられるようになりましたが、通常の加熱処理をした牛乳とくらべて健康効果が高いかどうかについてのメタアナリシスはありません。また通常の牛乳よりも栄養価が高いかどうかについてもメタアナリシスはありません。しかし1報だけ参考になるメタアナリシスがあります（8－8項）。これは生乳という牛からしぼっただけの乳について調べたものです。生乳とアトピーの関係について調べたこの論文では、生乳の加熱処理による栄養の変化についても調べています。その結果、ビタミンB12とEは減少し、ビタミンAは増加したとのことでした。しかし、この結果には健康上それほどの意味はなく、加熱処理による栄養素の増減はほとんどないと考えてよいだろうと論文の著者は述べています。このように、生乳と通常の牛乳でさえ、栄養的な差はほとんどないのですから、低温殺菌牛乳と通常の牛乳の差は、なおさら栄養価に大差はないといってよいでしょう。

余談ですが、この殺菌のための加熱処理のことを英語でパスチャライズ（pasteurize）といい、非加熱の殺菌されていない牛乳のことはノンパスチャライズド（unpasteurized）の牛乳と本来は呼ぶべきですが、インターネットのサイトをみると、低温殺菌の処理のことをパスチャライズと呼んでいるものをみかけます。これは英語の意味からすると誤用です。

健康食品の健康効果はどのくらいあるの？

私たちの身のまわりには多くの健康食品があります。日本国内の売上ランキング(66)をみてみましょう（表O）。これをみると、健康食品がどれほど身近なものかがわかります。これらのうちで、メタアナリシスによって効果が確認されているものはどのぐらいあると思いますか。実は、疾患予防の効果が期待できるものは（1）のうちの乳酸菌、青汁、アロエと（2）のクロレラとにんにく

表O　2010年の健康食品の国内販売額ランキング

(1) 見た目が通常の食品・飲料であるもの※1			(2) 薬のような形状のもの※2		
1	乳酸菌	1,746億円	1	複合(マルチバランス)※5	382億円
2	カルシウム	894億円	2	ヒアルロン酸	335億円
3	栄養バランス※3	801億円	3	ビタミンE	324億円
4	ビタミンC	622億円	4	グルコサミン	322億円
5	複数のビタミン	582億円	5	ローヤルゼリー	309億円
6	青汁	533億円	6	黒酢	301億円
7	キシリトール	433億円	7	カロリー調整食品※6	287億円
8	アロエ	366億円	8	ブルーベリー	267億円
9	複合(のど飴)※4	355億円	9	コラーゲン	247億円
10	ローヤルゼリー	350億円	10	プロテイン	244億円
11	コラーゲン	334億円	11	ビタミンC	212億円
12	マルチビタミン	243億円	12	にんにく	196億円
13	ウーロン茶ポリフェノール	213億円	13	ゴマエキス	189億円
14	カテキン	199億円	14	DHA	186億円
15	アミノ酸	192億円	15	クロレラ	168億円

※1 通常の食品やドリンクに栄養等を添加するなどにより機能性をうったえているもの。トクホ(特定保健用食品)もここに含まれます。野菜や果物のジュースは含まれません。
※2 医薬品のように錠剤や顆粒の形状をしているもの。ビタミン類のサプリのほか、特定の食品成分を抽出したものがあります。
※3 カロリーメ〇トやウィダー in〇リーなどです。
※4「複合」とは、ビタミン類やハーブエキスなどさまざまな成分が入っていることを意味します。
※5 ビタミン、ミネラル等を総合的に含んだ錠剤のサプリのことです。
※6 マイクロダイエット、プロテインダイエット等のセットのことです。

ぐらいのものであり、あとはすべて疾患予防の効果は科学的によくわかっていないものです(309ページ※注)。

乳酸菌はヨーグルトなどですっかりおなじみです。本章第13項でくわしく述べますが、乳酸菌についてはプロバイオティクスという総称で多くの研究がされており、いくつものメタアナリシスによってアトピー性皮膚炎や下痢、風邪などの予防効果が示されています。青汁とアロエ、クロレラについては、そのもの自体のメタアナリシスはありませんが、どれも野菜であると考えると、野菜としての健康効果はあるといえます。同じ意味で、にんにくについてもそれ自体を粉末にして食べるぶんには野菜として健康にいいといえます。にんにくについては、それを調べたメタアナリシスも発表されており、胃がんや大腸がんになるリスクが大きく減少することが示されています（2－1項と2－4項を参照）。ただし、にんにくの特定の成分だけを抽出した健康食品については、メタアナリシスが存在しないため効果は不明です。

このように、ほとんどの健康食品については科学的な効果が不明だという状況です。そのような健康食品をとることは、効果と副作用を自分の体を使って試す実験をするのと同じです。メタアナリシスに基づいて考えるなら、とてもおすすめできません。それでも健康食品に関心をもつ人はいると思いますので、ここで代表的な健康食品について、メタアナリシスの観点からコメントします。

・関節の痛みをなんとかしたいのでヒアルロン酸を飲む
→治療や症状の緩和は本書の対象外ですが、本書の作成にあたり調べた6830報のメタアナリシスの中には、関節炎のひざにヒアルロン酸を注射するという論文はありました。また、注射ではなく飲むことによる効果をみた論文もありました。正確にはわかりませんが、どちらも多少の効果はみとめられるようです。

・カテキンの「脂肪を消費しやすくする」効果は？

↓複数のメタアナリシスがあり、効果があるとする論文もありますが、それらはどれも短期的（1年未満）な効果しか調べていないものであり、長期的（1年以上）に効果があるかは不明です。また、それらの論文は疾患の予防について調べたものではありません。そのため、これらの論文は本書の対象外としています。

・高麗人参の効果は？
↓本書の対象外ですが、1報のメタアナリシスがあります(67)。男性機能の障害をもつ患者に対して有効性が示されています。

・漢方の効果は？
↓漢方についてのメタアナリシスは数報ありましたが、どれも「メタアナリシスで統合するための臨床試験の多くはデータの品質が低いため、統合した結果からははっきりしたことはいえない」という内容のものでした。なお、病気の治療に関するメタアナリシスは本書の対象外です。

・その他の健康食品の効果は？
↓上記以外の健康食品（コラーゲン、ウコン、プラセンタ、ロイヤルゼリーなど）については、メタアナリシスはありませんでした。

健康食品は健康になるための方法としては、おおむね役に立たないと考えるべきです。効果があるとしても、それはあくまで補助的な役割にすぎないでしょう。１００点満点のうち、せいぜい5点か10点ぶんにすぎないと考えるべきだと思います。本当の健康食品とはたっぷりと食べる野菜や果物のことであり、また肉や油をひかえめにすることです。これが90点ぶん以上の価値のある健康食品だと私はメタアナリシスを学ぶ中で考えるようになりました。みなさんにもそう思ってもらうことが本書の目的です。

※注：ここでは話を簡単にするため、健康食品の効果を長期的にみた疾患予防に限定しています。先に述べた茶カテキンやグルコサミンなどのように、短期的な疾患予防効果やすでにある疾患の症状緩和についてはメタアナリシスが存在しますが、本書ではそれらが大きな健康効果であるとはみなしていません。なぜなら、それらはあくまで一時的あるいは部分的な健康効果であるからです。健康とは、ある時期だけ血圧が下がればいいのではありません。また、ある一定期間だけ体重が落ちればいいのでもありません。何十年ものあいだ病気を予防し、健康でいられるかどうかが大事なのです。その意味で、これらの多くの健康食品は本当に健康をつくることができるかどうかは現在でもわかっていないのです。

そのほか、食に関する「○○が健康にいい」というものは？

基本的には、この本で紹介したメタアナリシスが、食と疾患予防について研究したメタアナリシスのすべてです。したがって、この本のメタアナリシスにないテーマはすべて科学的にはっきりしていないことであると判断してかまいません。たとえば、次の内容についてはメタアナリシスがないので、本当にそうかどうかは不明です。

・食べ合わせの問題
・朝のフルーツは金（果物は1日の早い時間に食べるほど健康にいい）
・水をたくさん飲むと健康にいい
・アルカリイオン水が体にいい
・食品から酵素をとることが大事である
・1日1食の食生活が健康にいい
・薬膳がいい

3 その他の興味深いメタアナリシス

ここでは、本書を作成する過程でみつけた興味深いメタアナリシスについての情報を紹介します。なかには、食と関係しないものもありますが、「こんな研究もあるんだな」と興味をもってもらえたら幸いです。

テレビを2時間以上みる人は糖尿病になるリスクが増加

ＪＡＭＡという一流誌に２０１１年に発表されたメタアナリシス(68)では、８つの疫学研究を統合し、20万人ぶん以上のデータを分析した結果、テレビを2時間以上みる人は、糖尿病（２型）になるリスクが20％高く、心臓血管疾患になるリスクも15％高く、そして原因によらず死亡するリスクが13％高いことが示されています。なお、当然ながらこれらの調査からは、「テレビが直接身体に悪影響を与える」などという因果関係はわかりません。しかし、テレビを長くみるぶん日常生活で体を動かす時間が減り、健康的でない生活習慣となっていくだろうことは十分に想像できます。

ハウスダストの除去もぜんそくに効果なし

ハウスダストに対するアレルギーをもっている人は多いと思います。私もその一人です。症状としては、せきや湿疹、鼻炎、ぜんそく発作などがあります。私は一時、その対策として家からハウスダストをなくすことや封じ込め（拡散させないこと）をすることを考えたことがあります。しかし、具体的な対策を考えるときりがないと思い、結局なにも手をつけないままにしていました。そんなとき、あるメタアナリシス(69)をみつけました。２００８年のその論文は、ベッドのマットレスを覆《おお》うことや掃除などでハウスダストとの接触を防ぐことによって、アレルギー患者の症状が改善するかを調べています。54の臨床試験を統合し、患者3千人ぶんのデータを分析した結果、ハウスダストとの接触を防ぐことではアレルギー症状が改善することはないことが示されています。私はこの論文を知ってからは、とりあえず安心しました。そして家の状況にはあまり神経質にならないようにしました。

抗がん剤は、新しいものほど死亡するリスクが高い

新しく認可された抗がん剤ほど副作用が強く、死亡しやすいというメタアナリシス(70)が2012年に発表されています。この論文では、アメリカの食品医薬品局（FDA）によって2000年から2010年のあいだに認可された抗がん剤の副作用について調べた結果、新しく認可された抗がん剤ほど副作用が強く、その副作用によって死亡するリスクが増加することが示されています。製薬企業は何千億円という研究開発費を投じて新しい抗がん剤を開発します。その資金は私たちが買う薬の値段に含まれます。増え続ける日本の医療費は現在40兆円にもなりますが、当然がん治療にかかる医療費の増加も含まれます。このままの調子で抗がん剤開発の発展を期待することが、はたしてよいのかどうかと考えさせられるメタアナリシスです。

社会的ステータスと野菜

2000年に発表されたメタアナリシス(71)では、7か国で行われた11の調査を統合した結果、職業による収入や学歴が高いほど、野菜と果物の摂取量が大きいことが示されています。厚生労働省の調査でも、高い所得（年収600万円以上）の世帯に比べて、所得の低い世帯（200万円未満）では、野菜や果物を食べる量が少ないことが報告(72)されています。野菜中心の食事を自炊する

のは非常に経済的です。所得が低いほどそのような自炊をし、家の経済をよくするとともに大いに健康になってほしいです。

雨水の安全性

世界には雨水を生活用水として使用している人が大勢いますが、その雨水の安全性について調べたメタアナリシス(73)があります。この論文では13の疫学研究を分析した結果、未改善の水道（衛生面で問題がある水道）とくらべると、雨水を使用することで胃腸の疾患になるリスクが大きく減少することが示されています。一方、改善された水道とくらべると、雨水による胃腸の疾患の予防効果は不明であることが示されています。つまり、雨水を生活用水に使用することは、衛生的な水道とおおむね同程度に安全だと考えられます。

瞑想とがん

瞑想とがんついて調べた論文(74)が２００６年に発表されています。この論文では、９つの研究を調べ、主に前立腺がんと乳がんの患者について、心を込める練習の効果をまとめています。その結果、９つのどの研究においても、「心理的な機能の向上、ストレス症状の緩和、問題への対処能力の向上、幸福感の向上」という効果がみられたとの結果が得られています。心と体の関係についての興味深い研究です。

太極拳で転倒予防

高齢者の転倒は骨折などの大きなけがの原因となるものであり、注意すべきものです。高齢者の転倒を予防する対策として、運動が効果的であるという論文がいくつもあります。運動にはいろいろありますが、2012年の論文(75)では太極拳の効果を調べています。6つの臨床試験を統合し、2千人ぶんのデータを分析した結果、太極拳をすることで高齢者が転倒するリスクが29%減少することが示されています。ほかにも運動をすることで転倒を予防したり骨折を予防したりする効果を示した論文がいくつもありますが、運動や高齢者について調べた論文は本書の対象外であるため、紹介していません。

CHAPTER
5

野菜中心生活のすすめ

1 〈味を楽しむ〉野菜を深く味わえる「人間側の価値」を求めて

　ここまで本書を読んだ人なら、「やっぱり野菜が大事なんだな」という理解と確信がかなり深まっているのではないかと思います。でも、いざ毎日の食事で野菜を大幅に増やすといってもどうしたらいいかわからないという人もいるでしょう。実際に、野菜をたっぷり食べる生活を導入することがまず大きな困難であり、さらにそれを継続することが次の大きな困難です。この章では、これらの困難に立ち向かうための一助として、科学的な観点とは別に、野菜中心生活をするための考え方を紹介します。まず一点目は、野菜の味を深く味わえるようになるための工夫についてです。

　たとえば子供たちに、野菜の煮物定食とハンバーグ定食のどちらかを選ばせたら、だれでもハンバーグ定食を選ぶでしょう。肉料理というのは、味覚にうったえる力が強くて豊かだからです。それに対して野菜はというと、肉のような力強い味ではなく、地味で落ち着いた複雑な味です。特に子供の味覚にとっては、野菜よりも肉のほうがすぐに味を楽しむことができ、わかりやすいのだと思います。これは肉に限った話ではなく、炭水化物や油の多いメニューでも同じです。

肉料理と野菜料理のちがいとは、ちょうどテレビと本のちがいのように私は感じています。肉の味は、こちらが味わおうとしなくても食べておいしいものです。これは、積極的にみていなくても楽しい番組が流れてくるテレビのようなものです。でも野菜の場合は、こちらが味わおうとするほど味わえるものです。これは読書において自分の力で文章の世界に入っていくようなものです。つまり野菜の味を楽しめるようになるには、ある程度、ものを味わう能力や、食べる側の努力が必要になるということです。このように「自分しだいで大きく引き出せる価値」のことを、私は「人間側の価値」と呼んでいます。

あるとき私はうちの子供たちに、次の質問をしてみました。「ご飯を食べてうれしくなるために一番大事なのは、次のうちどれでしょう。①味がいいこと、②量が多いこと、③腹ペコであること。」すると、子供たちは即座に「腹ペコ！」と答えました。わが子たちながら感心したことを思い出します。この3つの選択肢は、食べることで満足するための3つの価値を表わしています。1つ目の味がいいこととは「質の価値」です。おいしいものを食べて喜ぶのは当然のことです。2つ目は、たくさん食べられること、つまり「量の価値」です。味は一流でなくても、おなかいっぱい食べる喜びはあります。そして3つ目は、私たち自身がおいしく食べられる体になることです。これが「人間側の価値」です。腹ペコというのは、その一つです。

典型的な例は、一杯の水の価値です。ふつうの暮らしの中で飲むコップの水はふつうに水の味がするだけですが、それを水筒に入れて山に登り、一生懸命に登ってやっとたどり着いた山頂で飲むとき、その水は家で飲んだものとはまったく違う味になるでしょう。水一つとっても、「こんなにおいしいものなのか！」と感動できるものです。そのような素質は、私たちの体に本来すでにそなわっているものであり、あとはそれを引きだす私たちの「力」次第なのだと思います。その「力」が、努力です。それは我慢する力であり、体を動かすことであり、ものを味わおうとする能動性です。そのような「力」をつかうことが、人間側の価値を高めることになります。

野菜のおいしさを豊かに味わうためには、人間側の価値を求めて、野菜のおいしさを体で感じられるような生活をすることが大事です。冒頭の例では、子供に野菜の煮物定食とハンバーグ定食のどちらかを選ばせていますが、人間側の価値でみると、そんな選択を与えること自体が子供たちを野菜のおいしさから遠ざけることになってしまいます。野菜よりも味覚に強くうったえるものを多く与えることでは、いつまでたっても野菜を食べる生活にはなりません。それでは野菜を食べる習慣もつきませんし、野菜の味がわかるようになることも期待できません。

私の子育てはこうです。子供たちに野菜料理を出しても食べたがらないときは、「食べたくなければ食べなくていいよ。一食ぐらい食べなくても全く問題ないのだから。それより飢えることを知るほうが大事。本当におなかがすいたら、お食べなさい。そしたら野菜が本来どれほどおいしいものであるかが、だんだんわかってくるから。」このようにして野菜の味は、言葉で教えなくても体がちゃんとわかるようになるものだと思います。もちろん、たまにはハンバーグだって食べたいものです。子供たちだけでなく大人だってそうでしょう。ただ、毎日そんなごちそうであってはいけないということです。ごちそうとは、たまに食べるからこそ、ものすごくおいしく感じられるものなのです。

野菜中心生活の導入にあたって、はじめのうちはお肉料理などのごちそうを我慢しなければならない時期があるでしょう。最初は野菜ばかりの質素な暮らしに物足りなさを感じるかもしれません。しかし、ぜひそれをゆっくりと深く味わうようにしてみてください。続けるうちに、奥深く広がる野菜の味の世界に魅了されていくことでしょう。そしてそのおいしさがわかるほどに、野菜がもたらす健康を実感するようになるでしょう。

2 〈経済性〉野菜は格段に安い

「野菜は高い」という印象を持つ人は多いと思います。買い物に行っても「高いなぁ」と手にした野菜を戻して、もやしや小さなパック野菜などを買ってお茶をにごすなんていう経験をした人も多いのではないでしょうか。でも100gあたりの値段を考えると、実は野菜はだんぜん安いのです(表P)。肉はどれほど安いといっても100gあたり80円はします。お米はいくらかというと、2kgのお米を千円で買えば、炊いたごはん1膳（150g）は30円となります。では野菜の値段はというと、100gあたりの値段は、大根、キャベツ、白菜、にんじん、玉ねぎならどれも10~20円で買えます。果物はもう少し高めですが、りんごやみかんなら30~50円で買えます。もちろん高い野菜はどこまでも高いのですが、毎日たっぷりと食べる野菜なら、たとえ大根1本が300円したとしても、1人分はせいぜい30円です。このようにグラムあたりの値段をみると、野菜の値段は、肉やお惣菜などとは比較にならない安さになります。

野菜の値段といえば、健康効果を考慮に入れるのも大事です。病気にならないことで医療費がかからなくなることは、経済的に得であることはもちろんですが、「健康に過ごせる時間」も、お金では測れないくらい価値のあるものです。このように考えると、八百屋さんでみる野菜の値段は本来まったく高いものではありません。

表P　食品100gあたりのおよその値段

食品	安く買った場合の値段（100gあたり）
お惣菜	100円
肉	80円
りんご、みかん	30円～50円
炊いたごはん	20円
大根、キャベツ、白菜、にんじん、玉ねぎ	10円～20円

3 〈料理のノウハウ〉簡単な野菜料理でもこんなにおいしい

本当に健康になる食はなにか。メタアナリシスに基づく回答とは、「野菜を食べること」につきます。つまり、種類にかかわらず野菜を食べれば食べるほど健康によいわけです。ここでは野菜をたっぷり食べるための具体的な方法を少しだけ紹介します。

生野菜

とにかく野菜をたっぷり食べる方法として、そのままで食べられる野菜を手に入れることが最も簡単です。具体的にはトマト、きゅうり、レタスがあります。ドレッシングにもいろいろありますが、特におすすめなのはポン酢です。油は入っていませんし、シンプルな味わいは飽きることがありません。にんじんや大根、セロリ、パプリカなども、スティックにして食べておいしいものです。大根は下のほうほど辛くなるので、注意しましょう。そのほか意外なところでは、白菜や春菊なんかもきざんでポン酢やめんつゆをかけるだけでおいしくいただけます。もちろん、果物もとても簡単に食べられるおいしい野菜源です。

煮物

たっぷりと野菜を食べるには、煮物もいい方法です。たとえば白菜をきざんで0・5倍にうすめためんつゆで20分煮るだけで、おいしい煮物ができます（0・5倍のめんつゆは、白菜1／4束に対して200〜300㎖。そう、こんなに少量でOKです）。

家庭料理の代表である肉じゃがも、私は肉なしで作ります（だから、にんじゃがと呼びます）。具材を切って鍋に入れ、水1カップあたり酒2、砂糖1、しょうゆ1を大さじで加えて、20分煮るだけです。この黄金比は、かぼちゃやさといもなど、いろんな煮物に使えるのでぜひ試してみてください。

玄米

玄米はぜひおすすめしたい野菜食です。「玄米は健康にいい」とはよく耳にすることですが、メタ栄養学の観点でいうと、玄米だから特別に健康にいいのではなく、量を多くとれるから健康にいいといえます。玄米は白米のように精製されておらず、食物繊維やビタミン等の栄養が豊富であり、非常に野菜的な食品です。玄米を炊いて冷凍して保存しておけば、空腹で帰宅したときなど野菜料理を用意するのがめんどうなときでも、温めてレトルトカレーでもかけて食べれば、たっぷり野菜を食べた充実感が得られます。

その他の優れた野菜料理

みそ汁といえばどんな具を入れてもおいしいものですが、特にとん汁は多種類の具を入れられて、かつ万人受けするおいしさを出せる優れた野菜料理だと思います。また、水炊きをはじめとする鍋料理も、たっぷり野菜を食べるためのよい料理でしょう。

洋風なものではポトフがあります。3カップの水に固形ブイヨンを2個入れて、にんじん、たまねぎ、じゃがいも、セロリ、にんにくを切って鍋に入れ、20分煮るだけです。別の楽しみ方として、水の量を半分にして、代わりにトマトの水煮缶（400g）を入れて作ると、立派なトマトシチューになります。

最後に芋煮という山形の郷土料理を紹介します。大きめの鍋に1リットルの水を入れ、さといも、だいこん、ごぼう、にんじん、ねぎ、きのこ、こんにゃく、とうふ、肉（牛や豚）などを適当に切って鍋に入れ、しょうゆ8、酒4、砂糖2を大さじで加えます。30分も煮れば最高の野菜料理の出来上がりです。ぜひ一度ためしてみてください。

4 〈心理的なメリット〉野菜生活はこんなに楽しい

野菜中心生活には、次のような心理的なメリットがあります。

健康であることがうれしい

これは本書の一番の目的ですのでいまさら解説するまでもないことですが、健康というのは本当にありがたいものです。どんなに億万長者でも健康でなければなにも楽しくありませんし、きっとその人は健康になれるのなら全財産だって惜しくないと思うことでしょう。その意味で、いま健康な人というのは、健康であるというだけですでに億万長者なみの財産を持っているといってよいくらいなのです。健康は失ってからそのありがたさを感じるといいますが、ぜひ想像力をたくましくして、失う前にいまの健康のありがたさをたっぷり感じる毎日をすごしましょう。

野菜のおいしさが体でわかるほどの感受性があれば、日常生活も楽しくなる

本章の1で述べましたが、野菜の味わいというのはそのおいしさを求めることで深く実感できるものです。それは意識しないと通り過ぎてしまうような微妙なものをみる、繊細な感覚です。これは、野山で目にする緑の美しさや草のにおい、木洩れ日や小鳥のさえずりを味わうような感覚にも似ています。そのように野菜のおいしさがわかるような豊かな感受性をもつようになったなら、身の回りにある小さな幸せや豊かさもあたりまえのものではないと感じられるようになっていくことでしょう。

自分の家族や子供たちにいいものを食べさせているという喜びがある

誰かのためにいいことをするのはうれしいものです。それが相手の大きな幸せのためになるならなおさらです。たとえばあなたが毎日の食卓を用意する人で、家族においしく野菜をたっぷり食べさせることができれば、それはみんなを健康に、元気に、幸せにするものです。これは大きな意味のある、やりがいのあることです。

愛情とは「その人の幸せのために、しんどいことをすること」だと私は思います。毎日の食卓を用意するための買い物や料理、洗い物というのは、とても労力のかかるものです。そんな労力をかけて野菜の少ない料理を食べさせても、労多くして功すくなしというものです。でも野菜をたっぷりと、しかもおいしく食べさせることに成功するなら、それは家族に食の喜びをあたえ、また健康

にするという、大きな達成感のあるものとなるでしょう。このような行動はまさに家族への愛情だと思います。

洗い物が楽になって助かる

家で料理をしたあと必ず発生する仕事として食器洗いがありますが、ここでも野菜中心生活のメリットが現れます。食器から動物性の脂を洗い落とすのは大変なことです。特にプラスチックと油の親和性（くっつきやすさ）は非常に高いため、洗い物は大変困難になります。しかし野菜中心生活であれば、動物性の脂よごれはとても少ないですし、また植物油を使う量が少ない食事であるほど油のついた食器は少なくなります。その結果、洗い物はとても簡単になります。洗い物が簡単であれば、食後のひと仕事も楽に終わらせられるので、食後のリラックス気分はさらによいものとなるでしょう。

5 〈野菜生活の善性〉肉を減らしてみんなの幸せをめざす

ふだんの食事から肉を減らして野菜を増やすことは、健康になるというメリットのほかにも、人として善であるという観点があります。なにをもって善というかは人によって異なるでしょうが、ここでは善の意味とは、人も動物も環境も含めたすべての生命を大切にすることとしましょう。

菜食による善としてまず思いつくのは動物愛護という点です。スーパーにならぶ精肉をみて、牛などの動物が生きている姿を思い浮かべることはあまりないですが、それらはまぎれもなく生きていた動物たちの肉です。肉を食べる量を減らすことは、そんな動物たちの生死に直接かかわることであり、意義のあることだと思います。そのうえで肉を食べるときは、動物たちの命をいただき肉から得た活力をもってよりよい世の中をつくるためにがんばるぞというような報恩の生き方をすることが、よりよい肉の食べ方ではないかと思います。

肉食を減らすことは、動物愛護のほかにも人類の食料問題対策という観点でもメリットがあります。たとえば牛肉や牛乳を1kg生産するのに必要な飼料は10kg前後といわれますが、日本の場合、その半分はトウモロコシです(76)。残りには、干し草や大豆のしぼりかすなど人が食べないものが含まれますが、少なくとも5kgは人の食料となり得るものです。つまり牛肉を生産するよりも、その飼料となっている穀物を人が食べるようになれば、人の食料が5倍になる計算になるのです。世界にはまだまだ貧困や食料不足の問題を抱える人たちが多くいます。そうした中で人類の食料をより多く確保することは大事なことです。

食肉を減らして穀物を確保することは、もう一つメリットがあります。南米のアマゾンをはじめとする熱帯雨林では、人の食料生産のために森をつぶして畑や放牧場にしたり、木を燃料としたりすることで広大な森林が消失しています。その面積は世界で毎年約13万㎢です。その一方で毎年8万㎢の緑が植林などにより増加しているので、差し引きすると毎年5万㎢の森林が地球上で減っていることになります(77)。日本の面積が38万㎢ですから、これは日本の国土の七分の一にあたります。先進国に住む私たちの食肉の消費はこうした森林破壊と無縁ではありません。無縁でないどころか、日本の畜産業に使う飼料の9割を輸入に頼っている現状では、むしろ森を守るような気持ちで肉の消費を減らしてもいいぐらいです。そうして少しずつでも森を守ろうと肉食を減らすことで、自分の健康も守られるようになります。

化学物質や廃棄物による汚染や乱開発によって、大気や水、土、森が汚され壊されるのが環境問題です。このように自然環境を破壊することが、ひいては人間を汚し破壊することになるという原理は、いまでは常識のようになっています。これは、人と環境はある意味で一体であり、不可分のものであるということです。この観点でみると、本当の意味で「よい」ものとは、人と環境の両方にとってよいものだろうと私は思います。したがって、人と環境の両方によいものを積極的に選択することが、本質的に「よい」ことなのだと思います。過度な肉の消費を抑えることは、人にも環境にもよいものであり、善であるといえるでしょう。

6 〈人生の意味〉苦労が喜びをつくる

「人生の中で本当に価値のあるものはすべて苦労によって得られるものである」というのは私の直観です。野菜中心生活による健康づくりは、まさにそうです。食べるものが野菜であるというだけで、体はそれを消化するために一生懸命がんばる必要があります。それに対して肉は食物繊維がないぶん消化が楽ですし、アミノ酸がバランスよく含まれているので、体の構築材料が楽に手にはいることになります。油分が多い食品も、体は楽にカロリーを手に入れることができるものです。そして精製した小麦、米、砂糖などは、炭水化物を楽に摂取できる、消化吸収がしやすい状態の食品です。サプリも同様に考えることができます。高純度の精製品によって楽に栄養をとることは、病気のときなら意味があるかもしれませんが、病気でないときはそれほど意味があるようにはみえません。このような食品が健康によくない理由は、「体にとって楽なものであるから」だと考えることができます。逆に、野菜類を食べることは、体が消化吸収のための苦労が必要だから健康にいいと考えられます。つまり、「苦労が必要なもの」はよいものであり、「楽なものばかり」はよくないという考え方です。

このような考え方は、食に限らず人生万般において普遍的なことではないかと私は思っています。苦労と健康について、仏法には興味深い洞察があります。それは、あらゆる病は次の6つの原因によって起こるというものです。

1．四大順《しだいじゅん》ならざるゆえに病む
2．飲食節《おんじきせつ》ならざるゆえに病む
3．座禅調《ととの》わざるゆえに病む
4．鬼神便《たよ》りを得る
5．魔の所為
6．業《ごう》の起《おこ》るがゆえに病む

1の四大とは、地水火風という古代から考えられていた生命を構成する要素です。四大が順であるとは、気候の変化との調和や体の新陳代謝が順調な状態と考えてよいでしょう。

2の飲食とは、食生活のことです。なにを食べるかはもちろん、食べる量や暴飲暴食のような食べ方の問題も含まれます。

3の座禅が調わないこととは、集中力の散漫、怠惰な心のことであり、さらには睡眠不足、運動不足といった生活の乱れといえます。

4にある鬼神の便りとは、現代的にいうと細菌やウイルスの感染のような人体の外からくる脅威のことです。

5の魔とは、人間の生命に内在する衝動や欲望などが心身の正常な営みを混乱させ、健康を破壊することとされています。

6の業が起こるとは、仏法の生命観に基づくものであり、過去に行った悪行などによる報いを意味します。業とは、自分の行い（行動や発言、思考を含む）が自身の生命に刻みこまれることであり、それが未来の状態の原因となるという考え方です。カルマとも呼ばれます。

これらのうち、特に1から3はまさに生活習慣のことであり、よい食生活をすることのほか、運動をすることや生活のリズムをきちんとすることを意味しています。それらはすべて努力、苦労が必要なものです。苦労によって乗りこえるのは4から6についてもいえることです。普段から体を鍛えていることで、病原体に対する抵抗力をつけることや自然治癒力を強くすることができるでしょう。また、精神を鍛えることで、欲望に支配されずに健康的な生活スタイルを維持できます。

さらに、このような肉体と精神の鍛えを何十年にもわたって継続し、善なる生き方を貫くなら、その人はどんな病や苦難にも負けない人間となるのではないでしょうか。

「本当に健康にいいもの、そして本当に人生にとってよいものとは、苦労が必要なものである。」

これを判断基準にすることで、世の中にあるものの価値やよしあしは明快に見分けることができるのではないかと私は思います。野菜中心生活をはじめること、そしてそれを継続することはたくさんの苦労をともなうものです。しかし、その苦労に見合う、またそれ以上の大きな喜びを得ることはまちがいないと、メタ・チャートは語りかけてくるように私には思えてなりません。

おわりに
～本書の理解度をはかるクイズをひとつ～

まずはこちらのイラストをみてください。日米の典型的なお弁当を比較してみました。ではクイズです。メタ栄養学の観点からみて、より健康にいいお弁当はどちらでしょうか。

内容的には日本のお弁当のほうがずっと充実していて、いいお弁当のようにみえます。しかしメタ栄養学の観点でみるとアメリカのお弁当のほうが健康にいいのです。その理由は「野菜・果物の量が多いから」という一点だけです。日本のお弁当にある野菜の量はせいぜい50gなのに対して、アメリカのお弁当ではリンゴだけでも150gはあります。ピーナツバターはほぼピーナツをすりつぶしただけのものですし、パンも全粒粉パン（アメリカではかなり一般的です）なら野

- ふりかけごはん
- からあげ
- たまご焼き
- プチトマト
- ブロッコリー

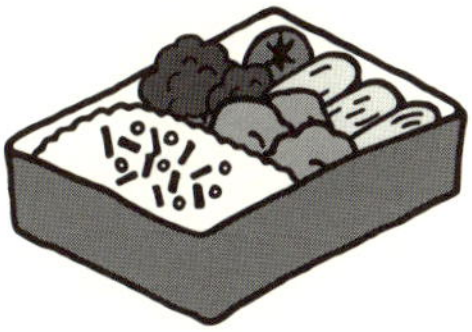

- ジャムとピーナツバターのサンドイッチ
- リンゴ
- ポテトチップス

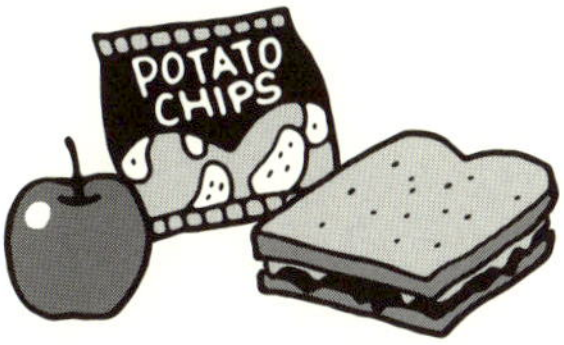

菜類となるので、野菜類の総量は日本のお弁当をはるかに上回ります。

メタ栄養学で明らかになっているのは、野菜や果物を多くとるほどさまざまな疾患を予防することができるということです。そして、野菜や果物を多くとるほど肉、脂質、炭水化物をとる量が減るので、それがまた疾患の予防につながるということです。

「本当に健康になる食」とはなにか。この問いに対して科学がこれまでに明らかにしたことを知りたいと思い、私は何年も論文を調査してきました。その結果わかったのが、「これが正しい食だ」と明らかにした研究はないということと、部分的に明らかになっていることが数多くあるという二つの事実でした。その後私は、後者の「部分」を明かす最高峰の論文がメタアナリシスであることを知り、その「部分」をすべてあつめて全体をつくることで、科学的にみた正しい食に迫ろうとしました。その結果みえてきたのは、毎日食べるものである野菜、肉、油、炭水化物のうちで、野菜だけが多くの疾患を予防する食品であり、それ以外は疾患のリスクを増加させる食品であるということでした。私は衝撃を受けました。科学による現在の結論はこんなにシンプルな内容なのに、「○○が体にいい」「△△は悪い」などの情報があふれる現代にあって、だれも正しい答えを知っているとは思えなかったからです。そのため、これはみんなに教えないといけないと思い、本にすることにしました。

なるべく広く一般の人にこのことを知ってほしいという思いから、表現は可能な限り容易なものとし、わかりやすいことを最優先にして書きました。厳密な部分は端折っているため、疫学者からみると説明が不十分な点があるかもしれませんが、内容は正確を期したつもりであり、科学的な全体観は十分に伝えることができていると思います。

ともあれ、小さな一片ではあっても食と健康についての真実をみつけ、それを世に広めるスタートを切ることができたことは、私にとっての大きな幸運でした。そして本書の上梓にあたり、多くの人の協力をいただきました。今後この本が人々の健康に資するものとなるようこれからも努力することをもって、これまでお世話になった方々への恩に報いたいと思っています。

注釈

1 厚生労働省「平成22年国民健康・栄養調査報告」より。グラフは変化を強調するために底上げしています。

2 農林水産省「平成19年度食料・農業・農村白書」第1部第2章第1節（2）ア中、図2－19データより。グラフは変化を強調するために底上げしています。

3 同右。畜産物には肉、たまご、牛乳が含まれます。成人では、畜産物の消費量のうち半分が肉です。

4 同右。増加率は1960年と2000年の消費量の比較。

5 がん研究振興財団「がんの統計'12」15受療率の推移（p98）より。受療率とは、ある調査日の入院患者と外来患者の総数を10万人あたりの人数として表したものです。簡単のため、本書では脳血管疾患を脳卒中としています。なお、受療率に疾患ごとに異なる係数を掛けて、総患者数を導きます。

6 図5をみると、がんと心臓疾患の受療率は大きく異なるのに、国内の患者数はともに約150万人です。これは、受療率から総患者数を求めるときに掛ける係数が、疾患ごとに異なるからです。

7 厚生労働省「平成22年度我が国の保健統計 1患者の動向（p22）」より。

8 がん研究振興財団「がんの統計'12」10累積がん罹患・死亡リスク（p23）より。
9 日本の総人口に占める60代人口は、1965年は595万人、2005年は1598万人であり、2・7倍に増えています。参考までにいうと、70代の人口は4・2倍に増えています。平成17年国勢調査、最終報告書「日本の人口」統計表より。
10 丹後俊郎「メタ・アナリシス入門」より。当該論文はYusuf et al.（1985）。
11 国立がん研究センターがん対策情報センター「地域がん登録全国推計によるがん罹患データ（1975年〜2007年）」より。11万人は、年齢調整されていない実際の患者数です。
12 同右。図には年齢調整されたデータを使用しており、高齢化の影響は除かれています。年齢調整罹患率とは、10万人あたりの新規患者数のことです。また、本文で「30年前とくらべると」と書かれている場合は、1977年と2007年のデータを比較しています。
13 同右。グラフは変化を強調するために底上げしています。
14 厚生労働省「平成22年（2010）人口動態統計」性別にみた死因順位別死亡数より。
15 厚生労働省「平成22年度我が国の保健統計 1患者の動向（p22）」より。
16 厚生労働省「平成23年患者調査」より。
17 厚生労働省「平成22年度我が国の保健統計 1患者の動向（p22）」より。
18 厚生労働省「平成19年国民健康・栄養調査結果の概要について」より。
19 がん研究振興財団「がんの統計'12」15受療率の推移（p98）より。受療率とは、ある調査日の入院患者と外来患者の総数の、10万人あたりの数。

20 厚生労働省「平成22年度我が国の保健統計」1患者の動向（p22）より。
21 文部科学省「アレルギー疾患に関する調査研究報告書」（平成19年3月）より。
22 厚生労働省「第19回社会保障審議会医療部会資料」より。
23 厚生労働省「平成23年患者調査」より。
24 同右。
25 難病情報センター、ウェブサイト「加齢黄斑変性」より。
26 ウェブサイト　骨と関節の健康．ｊｐ、「大腿骨頸部骨折が要介護を招く!?」より。
27 農林水産省、「食事バランスガイド」より。
28 国立健康・栄養研究所ウェブサイトより。
29 同右。
30 株式会社富士経済、２０１１／２／28付け「健康美容食品（Ｈ・Ｂフーズ）の国内市場を調査」調査結果の概要より。
31 独立行政法人農畜産業振興機構　野菜情報総合把握システム「ベジ探」資料Ⅱ－２（公表日平成24年４月）より。
32 厚生労働省「平成22年度国民医療費の概況」第1表　国民医療費・対国内総生産及び対国民所得比率の年次推移より。
33 Whole Food Catalog（http://wholefoodcatalog.com/）の、各食品群の可食部１００ｇあたりの栄養素の量を参照。表Ｆおよび表Ｇは、それらの数値をもとに著者が分類したものです。

34 厚生労働省「日本人の食事摂取基準（２０１０年版）」より。
35 国立環境研究所「体内で必要とするビタミンD生成に要する日照時間の推定」より。PubMed ID：24064725
36 内閣府食品安全委員会「食品に含まれるトランス脂肪酸の食品健康影響評価の状況について」（平成24年3月8日）より。
37 ハーバード大学医学部サイトHarvard Health Publications「Glycemic index and glycemic load for 100+ foods」のうち代表的な食品を選び、分類しました。
38 農林中金総合研究所「世界の米需給構造とその変化」より。
39 水産庁「平成22年度 水産白書」第1部第2章第1節（1）水産物の消費動向、図2－1－3国民1人1日当たり魚介類と肉類の摂取量の推移より。
40 厚生労働省「平成23年患者調査」より。
41 Keys, 1995. PubMed ID：7754982
42 PubMed ID：22176942、15613992
43 Anand et al., 2008. PubMed ID：18626751
44 Lichtenstein et al., 2000. PubMed ID：10891514
45 World Cancer Research Fund / American Institute for Cancer Research. "Food, Nutrition, Physical Activity, and the Prevention of Cancer: a Global Perspective." Washington DC: AICR, 2007. p.24.

46 厚生労働省「平成22年国民健康・栄養調査報告」の食品群別摂取量より概算しました。

47 本書作成にあたって使用したPubMed検索のキーワードは次の通り：food OR food* OR diet OR diet* OR beverage OR nutrit* OR vitamin OR mineral OR water OR fat OR fats OR fatty acid OR plant OR agrochemical OR food additives OR antioxidant OR carotenoids OR supplement OR supplements OR micronutrient OR micronutrients OR meats OR poultry OR fish OR milk OR eggs OR vegeta* OR fruit OR honey OR oil OR oils OR alcohol drinking OR breast feeding AND human[MeSH Term] AND english[Language] AND meta-analysis[Publication Type] AND 1990/01:2014/12[Entrez Date]

48 Craig et al., "Position of the American Dietetic Association: vegetarian diets." J Am Diet Assoc. 2009 Jul; 109（7）:1266-82. (PubMed ID：19562864)

49 厚生労働省「日本人の食事摂取基準（２０１０年版）」たんぱく質の推定平均必要量より。

50 厚生労働省「平成23年国民健康・栄養調査報告」第1部栄養素等摂取状況調査の結果（ｐ56）より。

51 Dunaif et al., "Dietary protein level and aflatoxin Bl-induced preneoplastic hEPAtic lesions in the rat." J Nutr. 1987 Jul; 117:1298-1302. (PubMed ID：2886567)

52 タンパク質のエネルギーは１ｇあたり４kcal、エネルギー必要量を男性２５００kcal、女性２０００kcalとして計算しました。

53 厚生労働省「平成23年国民健康・栄養調査報告」第1部栄養素等摂取状況調査の結果（ｐ56）よ

り。男性のエネルギー摂取量の平均値を2100kcalとすると、タンパク質のエネルギー比率は14・3％となります。女性の場合はエネルギー摂取量の平均値を約1650kcal、タンパク質量は60gとして、カロリー換算で14・5％となります。

54 Das, 2008. PubMed ID：18348729

55 Pascoe et al., 2011. PubMed ID：21621887

56 Johnston, 2009. PubMed ID：20368755

57 厚生労働省「平成23年国民健康・栄養調査報告」第1部栄養素等摂取状況調査の結果より。脂肪酸の摂取量は、各年代の総エネルギー量の平均値（1894kcal）にあわせて調整しています。（例）15〜19歳のn−6摂取量は11・3gでしたが、調整して10・0gとして表に示しています。

58 厚生労働省「日本人の食事摂取基準」（2010年版）より。

59 Mozaffarian et al., 2011. PubMed ID：21696306

60 Nordmann et al., 2011. PubMed ID：21854893

61 PubMed ID：22411369，16476868，16469983

62 Danilla et al., 2013. PubMed ID：23899478

63 厚生労働省「栄養素等摂取量の年次推移（国民1人あたり）（1955−2011）」より。

64 農林水産省「食料需給表」（品目別累年表、3−9牛乳及び乳製品）より。

65 Benetou et al., 2013. PubMed ID：23085859

66 株式会社富士経済「H・Bフーズマーケティング便覧」より。（1）は健康志向食品、（2）は機能志向食品という名称で分類されています。
67 Jang et al., 2008. PubMed ID：18754850
68 Grøntved et al., 2011. PubMed ID：21673296
69 Gøtzsche et al., 2008. PubMed ID：18425868
70 Niraula et al., 2012. PubMed ID：22802313
71 Irala-Estévez et al., 2000. PubMed ID：11002383
72 厚生労働省「平成23年国民健康・栄養調査結果の概要」より。
73 Dean et al., 2012. PubMed ID：22299634
74 Ott et al., 2006. PubMed ID：16685074
75 Gillespie et al., 2012. PubMed ID：22972103
76 農林水産省「飼料をめぐる情勢」（２００８年4月22日）より。
77 国際農林業協働協会（ＪＡＩＣＡＦ）「世界森林資源評価 ２０１０ 主な調査結果」より。

「本当に健康になる食」はこれだ！

バイオ研究者が調べた予防医学の全貌／メタ栄養学が明かす野菜の真実　2015年版

2015年5月30日　第1刷発行

著　者　佐伯伸孝《さえきのぶたか》

発行者　太田宏司郎
発行所　株式会社パレード
大阪本社　〒530-0043　大阪府大阪市北区天満2-7-12
TEL 06-6351-0740　FAX 06-6356-8129
東京支社　〒150-0021　東京都渋谷区恵比寿西1-19-6-6F
TEL 03-5456-9677　FAX 03-5456-9678
http://books.parade.co.jp
発売所　株式会社星雲社
〒112-0012　東京都文京区大塚3-21-10
TEL 03-3947-1021　FAX 03-3947-1617
装　幀　遠藤未来（PARADE Inc.）
印刷所　創栄図書印刷株式会社

ISBN 978-4-434-20610-8　C0077